[あじあブックス]
081

医学をめぐる漢字の不思議

西嶋佑太郎

大修館書店

はじめに

医学用語の難しさ

医療・医学で使われることばは難しい。ほとんどの人はそう思うだろう。医療分野に身を置いている筆者もそう思っている。

では、どうして難しいのか。考えてみると、

①ことばが表している概念そのものが難しい。

②概念自体はわかるのに、ことばが難しい。

というように二通りあると思われる。

①の概念そのものが難しいのは、医学という専門の分野である以上、ある程度しかたのないことだろう。②の概念はわかるのにことばが難しい、というのは例えば「首のあたり」を「頸部《けいぶ》（頚

部）」といったり、「寄り目にする」ことを「輻輳《ふくそう》（輻湊）」といったりすることだ。カッコつきの用語も付記していることからわかるように、表記の揺れもあるのでややこしい。

具体的な話にうつる前に、医学用語の難しさということについてもう少し掘り下げたい。医学のことばが難しいことについて、「わざと難しい用語を使っている」や「秘儀的にして患者にわからないようにしている」という批判がある。たしかに、治療内容などの丁寧な説明や同意がさかんに叫ばれるようになる前の時代には、告知せずに仲間内で共有するために、例えばドイツ語を使うとか、ちょっと聞いただけではわかりにくい日本語の医学用語を使うとか、そういうことがあったのかもしれない。もしくは、難しい病名などの説明が十分にされなかったら、理解しにくいために「わざとだ」と思うのかもしれない。

なにがいいたいのかというと、ことばの難しさと、それを非医療関係者にどのように説明するのかは別問題ということだ。難しい用語でも、きちんと説明すればこういった批判は減ると思う。では「秘儀的」な要素がまったくないかというと、おそらくそうではない。医療関係に限らず、ある業界に入ったらそこの業界用語に対するあこがれというのは少なからずあるだろう。業界用語は仲間内で使うからこそ意味のあるものであって、業界の外に対して業界用語を振りかざしているとしたら、業界用語であることに無自覚のまま使っているか、業界用語を適切に説明できていないかだ。

難しいことばをどう説明したらいいのかについては国立国語研究所『病院の言葉を分かりやすく』にまとまっているので、興味のある方はぜひ参照していただきたい。

さて、医療関係者も医学用語を難しいと思っていて、使いこなせていないことを示している調査があるのでいくつか紹介したい。

橋本ら（二〇〇九）では医療系大学生に医学用語の読みをテストして正答率を見ているが、実際に読めていないことが多い。「塞栓症」の「塞」を「そく」と読めたのはわずか三パーセントにとどまる。香川（一九九五）のコラムでは、医学用語を検討する委員会で出席者全員に用語の書き取りをさせており、「齲歯《うし》」「痙攣《けいれん》」などはほとんどの委員が書けていなかったという。

このデータを見ると、最近は手書きをする機会が減ったから書けなくなった、という考え方もあるかもしれない。ではもっと以前はどうかというと、今から六〇年以上前の木村（一九六一）でも医学生に解剖学の用語を読ませて正答率が低いことを示している。例えば「会陰」を「えいん」と読んだのは六．五パーセントだった。

こうした調査結果を見ると、医療関係者も医学用語の難しさに悩んでいる当事者ということがわかってくる。「秘儀的」に用語を振りかざせるほど日本語医学用語を使いこなせていないのだ。

先人たちは、難しい用語に対して手をこまねいて放置してきたわけではない。現代の用語が難しく見えるが、先人たちはこれでも用語を簡略化しようと努めてきたのだ。

同音の漢字による書き換え

用語の簡略化の一端として挙げられるのが、漢字を簡単なものに書き換えたことだ。漢字の書き換えというと一九五六年の国語審議会「同音の漢字による書きかえ」という文書がある。時期的には一九四六年に告示された当用漢字表が使われていたころになる。当時は当用漢字表外の漢字は別の言葉に置き換えたり、かな書きしたりすることが求められていた。この「同音の漢字による書きかえ」では、「当用漢字の使用を円滑にするため」、当用漢字以外で書かれている熟語を書くときに「表中同音の別の漢字に書きかえる」ことを目的としている。例えば「暗誦」を「暗唱」、「叡智」を「英知」とするようなものだ。

この文書の意義についてはいろいろな意見があるが、ここでは凡例として各種専門用語集が挙げられていることに注目したい。文部省の『学術用語集　物理学編』『同　建築学編』などの専門用語集とならんで、日本医学会医学用語整理委員会『医学用語集 第一次選定』も挙げられているのだ。「洗滌」→「洗浄」、「骨骼」→「骨格」、「蛔虫」→「回虫」などに（医）という注記がついていて、『医学用語集 第一次選定』が参考にされたことがわかる。

一九五六年の文書がつくられる過程で専門用語集が参考にされているということは、この文書よりも前に専門分野では書き換えを行ってきたということだ。『医学用語集 第一次選定』の出版は一九四四年なので、医学分野での議論は戦前までさかのぼる。

日本語の表記についての問題、いわゆる国語国字問題は戦前からさかんに議論されていた。これは医学分野でも同様で、漢字制限論者、ローマ字論者、カナモジ論者、エスペランティストなどさまざまな意見を持つ医者がいて、その信条に基づいた医学書も出版されていた。

そうした議論の場になっていたのが、昭和初期から終戦ころまで存在した国語愛護同盟やそれを引き継ぐ国語協会といった、国語国字問題を議論する団体の医学部会であった。毎月のように会合を開き、おそらく現在よりもはるかに活発な議論がなされ、その様子は医学系の雑誌にも紹介されていた。

その国語愛護同盟医学部会が用語に関して定めた方針（一九三四）を見てみると、

1. 用語は耳に入り易く、かつ口に言い易いものを選ぶこと。
2. 漢語は差支《さしつかえ》なき限り、訓読みのことばにすること。
3. 複雑な漢字は差支なき限り、簡易な文字に代え、已むを得ない場合は、「フリガナ」を施すこと。（以下19まで続く。）

3をみると、簡易な文字に書き換えることが方針として定められている。例として「静脈竇《じょうみゃくどう》」→「静脈洞」、「祛痰剤《きょたんざい》」→「去痰剤」が挙げられる。

国語愛護同盟の動きとは別に、解剖学分野でも用語の漢字の簡略化の動きがあり、「薦骨《せんこつ》」→「仙骨」、「臗骨《かんこつ》」→「寛骨」、「繊維」→「線維」といった書き換えが進められた。これまで挙げた例では「竇」→「洞」のように意味の近いものを選んでいたり、「臗」→「寛」のように偏旁をなくしたりすることで、ある程度無理のないように簡略化を進めていた。しかし、「薦」→「仙」という書き換えは、「せん」という読みだけをみて、より画数が少なく、かつなじみのある漢字という理由で「仙」が選ばれており、意味が軽視された思い切った簡略化だった。

こうした議論の末、最終的に公表されたのが医学用語整理委員会の一九四四年の『医学用語集 第一次選定』だ。『医学用語集 第一次選定』の凡例では、「特に列記したいことは、従来ひろく用いられてゐた字についての改変である」とし、例として「繃帯《ほうたい》」→「包帯」、「繊維」→「線維」などを挙げる。「本委員会の一つの思ひ切つた試みとみていただきたい」としており、この試みが「同音の漢字による書きかえ」でさらに広く知られるようになり、定着して現在に至っている。

「線維」という書き方に違和感のある人も多いだろう。医学分野では繊維のことを「線維」と書く。書き換えても語の意味に違いがないのは「包帯」などの書き換えと同様だ。包帯や骨格と違って書き換えが一般になじまなかったのはどういう理由だろうか。それは繊維自体が、他の産業や一般生活でも普通に使われる語彙だったというのと、もしかしたら「同音の漢字による書きかえ」に取り上げられなかったのも一因なのではないかと筆者は推測している。

書き換え一つとっても、医学分野とそれ以外で差が生じるということがありうるのだ。

さて本書では、こうした難しい医学用語にまつわる「不思議」をひもといていきたい。もちろん医学用語の難しさには、アルファベットの略語（ＰＣＲやＣＯＶＩＤなど）や、ドイツ語や英語由来の用語（カルテやエビデンスなど）が多いといった要因もあるのだが、本書では漢字を中心とした日本語（そしてときどき中国語）の用語を中心テーマとしている。

本書は、どの章もある程度、内容的に完結しているため、興味のある章から読んでいただいて構わない。第一章「漢字をつかった医学用語の略史」では、これまで正面から扱われていなかった日本語の医学用語の歴史そのものをまずおおまかに確認する。第二章「先人たちの試行錯誤」では、先人たちがなんとか難しい医学の概念を漢字で表現しようと格闘した、いとおしくも思える奮闘をお伝えする。その成果の中には、現代から見ると「不思議」としかいいようのない用語たちがあり、その多くははかなく消えていった。第三章「現代の医学用語の生い立ち」では、現代の医学用語に使われる漢字の字体、読みなどにまつわる「不思議」を、歴史をひもとくことで掘り下げていく。用語の生い立ちの複雑さを見ると、現代の医学用語が難しくなってしまった一端を垣間見ることができるだろう。

専門用語の世界は、未解決な不思議であふれており、筆者はその不思議にひたるのを楽しんでいる。その楽しさが少しでも伝われば幸いだ。

目次

第一章　漢字をつかった医学用語の略史

本書は、日本語の医学用語がどのように書かれてきたかを探ることで、医学をめぐる漢字の不思議をひもといていく。そのためには、日本語の医学用語がそもそもどういった歴史をたどって、現在に至るのかをおおまかに把握しておくことが必要だろう。日本語の医学用語の歴史的な側面をたどる研究論文や書籍はいくつかあるが、全体を通した解説はないように思う。とてもではないが、筆者が大局的に体系的に述べる力量はない。そこで、特徴的な人物や書籍、トピックなどをとりあげることで、とくに漢字に着目しながら、おおまかな流れを描くことを試みる。歴史全体といっても、西洋医学が主流である現代とのつながりを考えるために、江戸時代以降をメインに見ていくことにしよう。次章以降に取り上げるトピックはおおよそここに盛り込んでいるので、歴史のどこに位置するのかわからないときに、この章に戻っていただくことも可能だ。

○漢方医学の用語

中国の医学用語

漢字を使った医学用語の本場は、いうまでもなく中国だ。日本の医学用語に移る前に、まずは、中国の古い医学用語の歴史の概略をおおまかに把握しておこう。ここでは陳増岳氏の『漢語中医詞彙史研究』という研究書によるまとめを参考にした。

陳氏は、中国の医学用語の歴史を五段階に分けている。第一は殷周の萌芽期、第二は秦漢の奠基《でんき》期、第三は魏晋隋唐の発達期、第四は宋元の転型期、第五は明清の穏定期と名前を付けている。

第一の殷周の時代は、甲骨文字などが史料となる。そこには疒（やまいだれ）に「目」や「耳」を組み合わせた、単純だが多様な病名が記された他に、「瘧」（瘧の字は主にマラリアを指してきた）などの具体的な病気を指す名称も一部で現れていた。

第二の秦漢の時代は、医学書の数自体は多くないものの、『素問《そもん》』『霊枢《れいすう》』『傷寒論《しょうかんろん》』『神農本草《しんのうほんぞう》経《きょう》』といった漢方の重要な古典が生まれた。これらの古典が今日に至るまで参考にされているため、これら古典に使われる用語は後世の用語の基礎となっていった。例えば『霊枢』には「脛骨《けいこつ》（すねの部分の骨）」などの骨の名前や、経穴（ツボ）の名前、「消渇《しょうかち》（糖尿病などを指す）」などの病名などがみられる。この時期になると一字の語だけでなく漢字二字の用語も現れるようになった。

第三の隋唐の時代は、医学が発達し細分化され、これまでの医学を集大成する医学書が作られるようになった。例えば病名を詳細に分類した『諸病源候論《しょびょうげんこうろん》』という医学書が作られ、他に『千金《せんきん》要方《ようほう》』『外台秘要方《げだいひようほう》』といった大型の医学書には多くの漢方の処方名が記された。

第四の宋元の時代は、二つに分かれる。宋の時代には、医学書を手で書き写す写本ではなく、大量に出版される版本が広まるようになり、唐までの医学がさらに発展した。この時代に「偏頭痛」「疫痢《えきり》」など数多くの語が多く生まれた。医史学者の富士川游《ふじかわゆう》は「宋ノ時代ハ瘜瘨其ノ他種々ノ新文字ノ構成セラレタルヲ知ル」と指摘し、病気の名前を表すために「瘜」「瘨」といった新しい漢字を生み出すこともしていたようだ。続く金と元の時代は現代につながる革新的な漢方医学理論が生み出され、それに伴って用語も増加した。こういった意味で転換期にあたる。

第五の明清の時代は、「梅毒」のように病気自体が他の地域からもたらされたために新しく用語ができるものもあったが、おおむねは既存の用語をもとに、用語の体系化を進めた時期とされる。

以上、中国の長い歴史をあまりにも駆け足で追ったので、イメージがわかなかったかもしれない。漢方というと古典を大事にしているイメージがあるが、古典の書かれた時代から現代までずっと同じ用語を使っているのではなく、時代時代で新しい用語が生み出されてきた、ということをここでおさえておこう。

医学用語辞典のはじまり

中国医学の古典は、古くから日本にもたらされた。有名なところでは、平安時代に書かれた日本最古の医書『医心方《いしんぽう》』(国宝に指定されている)があるが、これは中国の医学書の引用によって構成されている。先ほどの区分でいうと日本の平安時代はおおよそ第三の発達期にあたり、『医心方』には、当時の中国の医学の集大成である『諸病源候論』『千金方』などが引用されていた。

用語に着目すると、平安時代の古辞書である『倭名類聚抄《わみょうるいじゅしょう》』には形体部という人体の部位と病気の名前を列挙した箇所があり、「喘息《ぜんそく》」「脚気《かっけ》」などの語が出典とともに並んでいる。『倭名類聚抄』は百科事典のように和名を載せるもので、医学用語はその一部ということになる。『倭名類聚抄』のように古辞書の一部分として医学用語が取り上げられることはあっても、医学に特化した辞書はまだ現れなかった。

平安時代以降も中国からの医学書の流入は続いた。画期となるのは室町時代から安土桃山時代に活躍した、日本医学中興の祖である曲直瀬道三《まなせどうさん》だ。このころには朝鮮から活字技術が輸入され、古活字版という出版が日本でもなされたが、その中には医学書も多く含まれていた。

江戸時代にはいると、出版文化が盛んになり、医学書も大量に作られるようになった。福田安典氏によると医学書のパロディ本が作られていたといい、医学書が流布する裾野は広かったようだ。

そうして江戸時代に大量に作られた医学書の中には、医学に特化した漢字辞典や医学用語集の先

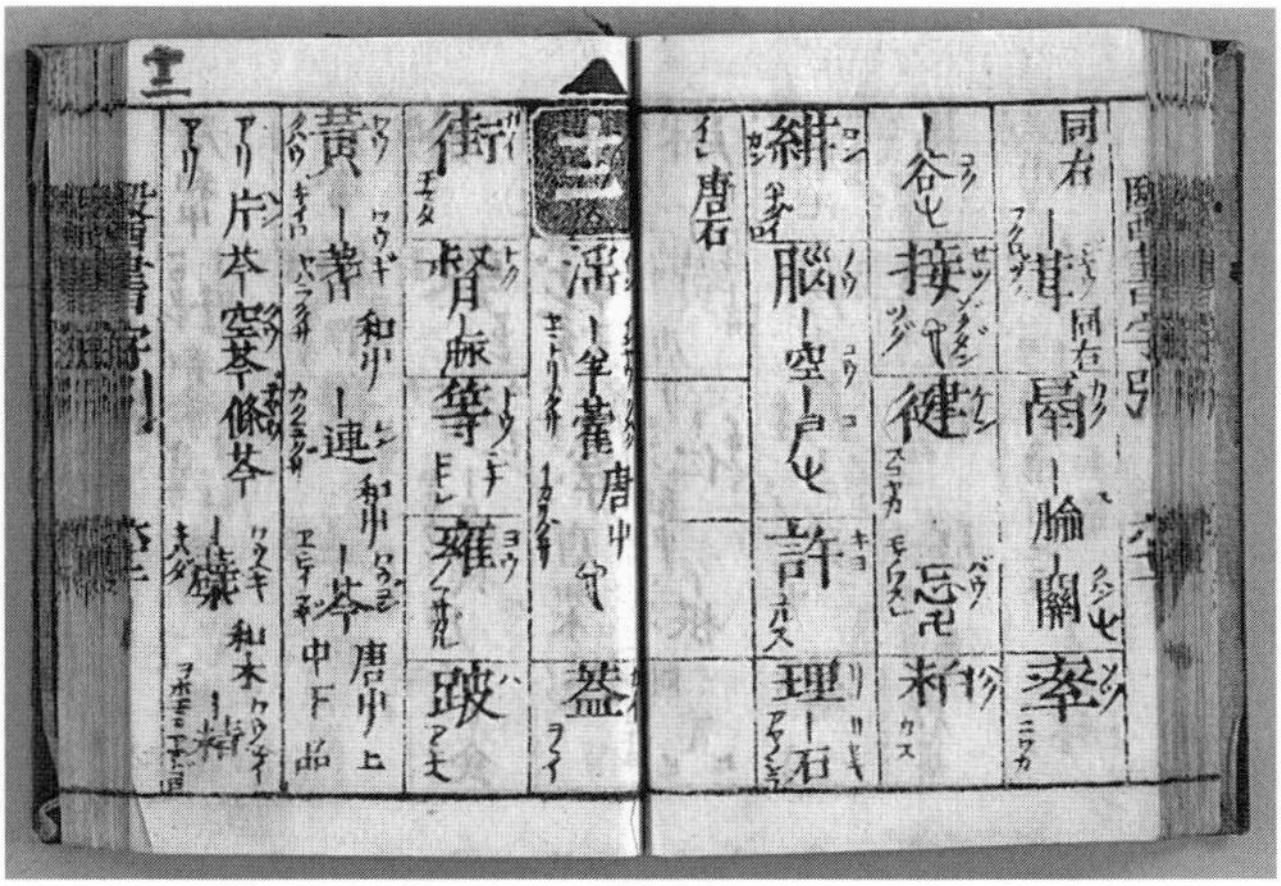

『医学字海』（京都大学貴重資料デジタルアーカイブ）

駆けといえるものが含まれていた。

その一つ『医学字海』は、医学に特化した漢字辞典で、江戸時代のなかでも文化が華開いた元禄期（一六八八—一七〇四）に出版された。上の図は十一画から十二画の漢字のところで、画数順にならんでいる。それぞれの字には音読みと訓（意味）が書かれ、熟語も載っている。キノコのようなマーク（おそらく霊芝《れいし》というキノコを模したものだろう）が「接」「淫」の字についているが、これは薬品名を表している。この漢字は「一字銘」と呼ばれるもので漢方の構成成分である生薬を一字で表現したものだ。「接」は続断《ぞくだん》、「淫」は淫羊霍《いんようかく》という生薬を表している。こうした一字銘は曲直瀬道三のころから始まったとされ、江戸時代を通じて医学書の処方のレシピや薬箱（百味箪笥）のラベルなどとして使用された。

『医学字海』に戻って、その凡例によると『素問』『霊枢』『医学入門』『万病回春《まんびょうかいしゅん》』などの中国の医学書に出てくる字を集めているという。また、この辞典には「備忘のため」という意図があったようだ。同じような辞典である『医学字撰』（京都大学富士川文庫蔵）が享保年間（一七一六―一七三六）に作られ、他に山本亡羊『医学字林』というものもあった。当時の人にとっても医学に使う漢字の数は多くて覚えきれなかったのかもしれない。

漢字一字ずつでなく熟語を収録する辞典も登場した。江戸時代初期の寛永年間（一六二四―一六四五）にだされた『病論俗解集《びょうろんぞっかいしゅう》』だ。これは「庸医童蒙」、つまり初心者のために作られたと書かれており、イロハ順に語が並び、簡単な解説がついている。「悪寒《おかん》」（熱が出るときの寒気のこと）、「丹毒《たんどく》」（顔面の細菌感染症の一種）といった症状名、病名などが収録されている。そして『病論俗解集』の七十年ほど後に、病名に特化して解説も詳しい蘆川桂洲《あしかわけいしゅう》『病名彙解《びょうめいいかい》』が出された。

こういった専門の辞書辞典が登場するくらいには、医学書のすそ野が広がってきたということだろう。

考証学派による用語の考察

単に病名を集めて辞典にするだけでなく、用語に対して詳しい考察をする人々も現れた。漢方医学の中でも考証学派と呼ばれる人々だ。小曾戸洋『漢方の歴史』によると、考証学とは「文献資料を博捜吟味し、客観的事実に基づいて過去の史実・事物の真相真理を究明しようとするもの」という。主に、幕府直轄の医学校である医学館に関わる医師たちによって研究がすすめられた。考証学者というと例えば森鷗外が史伝を書いた渋江《しぶえ》抽斎《ちゅうさい》や伊沢《いざわ》蘭軒《らんけん》がこれにあたる。考証学者のうち、江戸医学館で中心的役割を担った多紀家の一人、多紀《たき》元簡《もとやす》は病名を集めた『病名纂《びょうめいさん》』を、多紀元《もと》胤《つぐ》は、人体の用語と病名について『体雅《たいが》』『疾雅《しつが》』という書物を作った。『病名纂』のほうは、イロハ順に病名が列挙されており、出典の書名が書かれている。対して『体雅』『疾雅』の方は、それぞれの出典にどう書かれているかまで列挙されている。例えば、「肻」という字は、『玉篇《ぎょくへん》』『集韻』といった字書、韻書に「缺盆骨《けつぼんこつ》」（鎖骨のこと）と書かれていることを記しているが、その「缺盆骨」という文言が登場する『素問』や『無冤録《むえんろく》』という医学書の文章もあわせて載せている。このような難しい字を使った用語が、歴史上のどの文献にでていてどのように用いられたかということが考証学者たちによって整理されていた。

考証学は、漢方薬を用いるいわゆる漢方医学だけでなく経穴（鍼灸の分野）にも及んでいた。先ほどの多紀元簡は『挨穴集説《あいけつしゅうせつ》』を著し、ほかに原南陽《はらなんよう》『経穴彙解《けいけついかい》』、小坂元祐《こさかげんゆう》『経穴纂要《けいけつせんよう》』などの経穴学書が作られた。経穴（ツボ）の名称や位置についての考察がなされており、加畑悦子氏によると『経穴纂要』では、文献による考察だけでなく、実際に解剖も行って実証性を追求していたという。惜しくも考証学派は明治時代に入って途絶えてしまったが、近年その事績が見直されている。

○西洋医学の翻訳

西洋医学の流入初期

西洋医学が日本に入ってきた最初というと、杉田玄白らの『解体新書』を思い浮かべる方も多いだろう。確かに『解体新書』以後、西洋医学の受容が一気に進んだのであるが、それよりも前に西洋医学自体は流入していた。

江戸時代になり、いわゆる鎖国政策がとられたが、オランダ人は長崎を玄関口に来航することは可能であった。それ以前のポルトガル等から学ぶ「南蛮流」医学から、オランダ人に学ぶ医学である「阿蘭陀流」にシフトしていった。その受容に重要な役割を果たしたのは、翻訳を業とする通詞《つうじ》であった。長崎通詞はオランダ語の専門家であるとともに、医学の専門家となるものもあり、当時の西洋医学受容の先端は彼らが担っていた。彼らがオランダ語と医学を学んでいくにあたって、語彙集が作られることがあった。杉本つとむ氏は、「口和《くちのやわらげ》」「和解《わげ》」と呼ばれる語彙集が作られたことを指摘している。例えば、京都大学附属図書館蔵の『阿蘭陀南蛮一切口和《おらんだなんばんいっさいこうわ》』（次ページ）には、南蛮語（ポルトガル語など）とオランダ語と日本語との対訳の形で、人体や病気の名前などが列挙されている。人体の語のうち日本語の箇所には、「鼻」「骨」「腸」などの基本的な語彙が書かれており、病名の箇所には「中風《ちゅうぶう》」（現代でいう脳卒中）、「瘰癧《るいれき》」（結核による首のリンパ節炎）、「乳

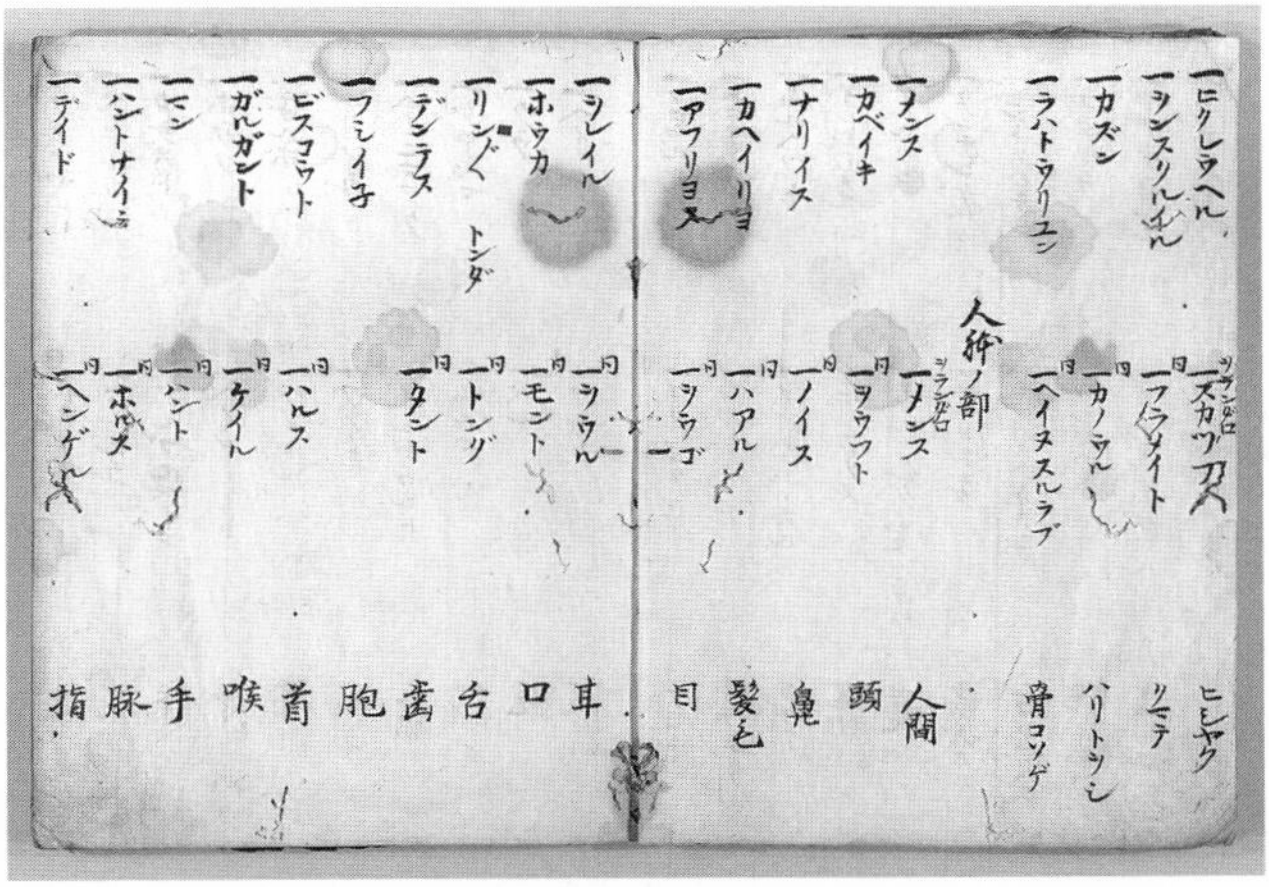

阿蘭陀南蛮一切口和（京都大学貴重資料デジタルアーカイブ）

岩」（乳癌のこと）など、漢方に出てくる用語に対応させているようだ。

また、あまり知られていないが、『解体新書』からさかのぼること九十年ほど前に、不完全ながらも最古の解剖学書の翻訳がなされている。本木《もとき》良意《りょうい》による『和蘭全軀内外分合図《おらんだぜんくないがいぶんごうず》』（一六八二年ころ『阿蘭陀経絡筋脈臓腑図解』として翻訳されたが、刊行されたのは一七七二年で『解体新書』刊行の二年前）で、彼も長崎通詞であった。そこに使われている用語は、漢方の用語が基礎にあるが、「指十二ハバ長ノ腸」（十二指腸のこと）のようにオランダ語を逐一訳すことで語を構成する方法を一部で採用しており、先駆的な翻訳と評価されている。ただここでは、鼓膜を「大鼓《ママ》ノ音スル薄皮」と記すなど、一つの用語というよりも和語を交えた説明文といったほうが近いものが多数を占めていた。

解体新書

『解体新書』（一七七四年刊）は、杉田玄白や前野良沢らにより翻訳された解剖学書だ。杉田玄白が晩年に記した『蘭学事始』には、翻訳に苦心した様子が描かれているが、杉本つとむ氏によると、これにはしばしば虚構が含まれるといい、額面通りには受け取れない。右に見たようにオランダ語の医学用語を日本語で表現する試み自体には、長崎ですでに百年を超える蓄積があったが、杉田玄白らはその蓄積を充分に参照しきれていなかったとされる。しかし、前野良沢が師事した青木昆陽の『和蘭文字略考』には、身体の部位や病気の名前を含む小語彙集があることから、人体の基本的な単語の翻訳はあまり苦労しなかったのではなかろうか。

『解体新書』がひとつ画期的だったのは、翻訳の方法を明示したことだろう。『解体新書』では翻訳の方法を「（狭義の）翻訳」、「義訳」、「直訳」の三つに分けた。「（狭義の）翻訳」はオランダ語に対応する漢語を当てはめることを指し、「骨」が例に挙げられる。これは通詞らの用語集でも行われていたことだ。「義訳」は、「神経」や「軟骨」などオランダ語の意味を考えて訳語を創出することを指し、本木良意の「指十二ハバ長ノ腸」はこれにあたる。「直訳」は「キリール」（機里爾。腺のこと）のように該当する言葉がなく、音をそのまま使ったものを指した。『解体新書』の中で、「直訳」は「ゲール（奇縷。乳糜のこと）」や「ウェイ（泑乙。漿液のこと）」など数えるほどであった。

この三つの方法のうち、新しい語が生まれる余地があるのは「義訳」だ。オランダ語はドイツ語と同じように、名詞をくっつけていくことで新たな複合名詞を作ることができる。そのため、オランダ語の単語を形態素（意味をもつ最小単位）に分割し、それを日本語に翻訳してくっつけることで、新たな訳語を作り出すことができた。こういった逐語訳的な方法を医学に限らず用いていたことは、中国と比べたときの日本の特徴であることを荒川清秀氏は指摘している。ただ、ここまでは本木良意も行っていたことだ。『解体新書』が本木良意と異なるのは、用語が漢字の羅列、すなわち漢語になっていることだ。これは『解体新書』が漢文で書かれているというのも大きな要因だと思われる。『解体新書』一つが決定的なきっかけになったとまでは言えないが、「指十二ハバ長ノ腸」を「十二指腸」に、「大鼓《ママ》ノ音スル薄皮」を「鼓膜」にすることで、新たな語としてのまとまりを生み出し、学術用語として定着していく基盤の一つとなっていったと考えられる。

『解体新書』と漢字にまつわる話として、大城孟氏の研究によれば、『解体新書』の中で、脈という字が「脈」と「脉」の二種類使われているという。この二つは互いに異体字の関係であり、全編を通して「脈」が多数なのだが、一部の篇では「脉」が圧倒的に多いという特徴がある。そこから「脉」字の部分は杉田玄白によるものだろうと論じている。そうだとすると、翻訳の人的要素が表記にまで現れるおもしろい例だろう。

医学用語を字で表す試み

オランダ語を日本語に訳していくときに、現代では複数の漢字を連ねる方法が一般的だが、蘭学の時代には漢字一字で翻訳する動きも一部に見られた。その中には「腺」「膵」「腟（膣）」など現代まで生き残ったものもある。詳しくは後に述べるが、一字で医学用語を表す方法は左の四つある。

①漢方医学の既存の字で表現
②あまり使われない字の意味を派生させる
③あまり使われない字を会意文字として解釈して意味を付与する
④新しく造字を行う

①漢方医学の既存の字で表現するものは、「口和」のころから行われていたもので、「骨」や「頭」など基本的な用語について、オランダ語と日本語を対照させることを指す。

漢方医学と西洋医学は異なるところも多いので、漢方医学の概念で西洋医学は表現しきれない。そうしたときでも膨大な数がある漢字のなかには、西洋医学の概念に近いところを指している漢字があることがある。あまり使われない字であれば、西洋医学の概念を当てはめてしまっても、困ることはない。これが②の方法だ。例えば「腱」という語がこれにあたる。『解体新書』を改訂した『重訂解体新書《じゅうていかいたいしんしょ》』（一八二六年刊）の大槻玄沢《おおつきげんたく》がこの方法を使い（第二章62ページを参照）、野呂天《のろてん》然《ぜん》という医師もこの方法を多用した。

別の方法として、あまり使われない字を会意文字（構成要素の意味の組み合わせで表現するもの）として解釈することで新たな意味を生み出すというものがある。漢字はそのほとんどが形声文字（意味の類型を表す意符と発音を表す音符からなる）であり、音符は発音を表し、意味は表さない。その音符が意味を表すとしたらどうなるかというのがこの③の方法だ。例えば「膣」は「肉が生じる」という意味の形声文字だが、大槻玄沢はscheedeというオランダ語を「室」と訳し、これに臓器を表す「にくづき」が合わさった文字と解釈して女性生殖器の意味に使用した。大槻玄沢はこの方法を「膣」を含む三字に対してのみ行ったが、野呂天然はこの方法を多用した（第二章68ページを参照）。

この③の方法を一歩推し進めると、新しい文字を造るというところにくる。これが④だ。「腺」や「膵」という字は宇田川榛斎《うだがわしんさい》が『医範提綱《いはんていこう》』（一八〇五年刊）という解剖学書で用いた個人の造字で、これが広まって現代まで使われている。それ以外に海上随鷗《うながみずいおう》という医師は、一〇〇〇字以上の造字を行って、まるで暗号文のような解剖学書を書いた（第二章74ページを参照）。

医学用語を一字で表したのはなぜだろうか。②や③の方法を使った大槻玄沢や野呂天然の頭の中には、造語ではなく既存の漢字で表現することで、西洋医学の概念は東洋の伝統と連続していることを示す、というような権威を借りる意図があったのかもしれない。造字をすることそのものに反対意見を表明した野呂天然と石坂宗哲《いしざかそうてつ》はいずれも漢蘭折衷の医学を指向しており、東洋の伝統も重視したからこそ、伝統的な漢字の範囲で表現をしようとしたのだろう。

一方で造字を多用した海上随鷗は、どうして造字をしたのかの資料が残っていないので、意図がわからない。体系的に造字を行っていることから、形声文字を造るシステムを使えば、人体解剖学の体系を表現できると思ったのかもしれない。

「腺」「膵」「腟」「腱」などの少数の成功例を除いて、一字で表現する試みは失敗に終わってしまった。一字だとどうしても同音異義語が多くなってしまう欠点もあるが、難しい一字を使うよりも、簡単な二字以上で表現したほうがわかりやすかったというのはあるだろう。

直訳（音訳）に使われた漢字

少し脱線して、『解体新書』でいう「直訳」、いわゆる音訳に使われる漢字を見てみよう。

オランダ語などの外国語の発音を漢字で表すこと自体は、医学用語の「直訳」（音訳）以外にも、人名・地名を示すときにも行われていた。現代でもアメリカを「米」、イギリスを「英」というように、漢字の意味ではなく漢字の音を借りて表現することがある。こうした音訳の例を医学用語から挙げると、『解体新書』では「ウェイ（現代医学用語でいう「漿液」）」に「泑乙」という字をあてたが、「泑」は見慣れない字だ。沈国威氏によると、音訳に使われる字は、音表記専用で、ある程度決まった字を用いているということを指摘している。ある程度決まった漢字を宛てるというと、さながら万葉仮名のようだ。沈氏が挙げる例で言うと「牒」は「デ」、「鐸」は「ド」、「窔」は「ア」などが音訳に使われていた。やはり見慣れない字（少なくとも医学用語として使われない字）が多く、沈氏は「漢字の持つ意味が音訳語に与えるであろう影響を除去しようとした」からだという。確かにふだん使う漢字が音訳に使われていると、それが音訳語なのかを判別するのに手間取ってしまう。あえて難しくしたのは、秘儀的にしたいのではなく実用的な側面もあったということだ。

杉本つとむ氏は、『解体新書』以外にも蘭学の時代に音訳をしたときに使われる字を一覧にしており、それを見ると著作によって使われる字のセットは、著者や著作によって微妙に異なっている。例えばオランダ人医師ステフェン・ブランカールト（一六五〇―一七〇五）の著作がいくつか翻訳されたが、ブランカールトの名前は、『「武蘭加児都」本草』（藤林《ふじばやし》普山《ふざん》による）と書かれたり、『「蒲朗加児都」解剖図説』と書かれたり、『「蒲朗葛膘貲」内科書』（野呂天然による）と書かれたりと何通りもの書き方がある。このうち野呂天然は「膘」「貲」という独特な難しい音訳用の字を用いており、医学用語で使わない字を用いようという意図をより鮮明にしたのかもしれない（それでも「葛」は葛根湯で使うのだが）。もう一つ杉本氏の一覧で気になるのは、「嚩」「囉」といった口偏のつく字だ。大槻玄沢は直訳（音訳）などの翻訳について「浮屠《ふと》氏ノ訳経旧例ニ倣《なら》フ」（「浮屠」は仏教徒の意味）といい、仏教経典の翻訳にもこのようなことがあったことを述べている。仏教用語でいうと「南無」「阿弥陀」など、字の意味ではなく音を借りている例はすぐに思いつくが、こうした仏教経典の翻訳の際に、中国語にはない音を表現するときに口偏をつけていたことが知られている。例えば「嚩」の字は中国語にはなかった「v」の音を表現するために口偏をつけて区別をしているという。「嚩」などが蘭学の場面でも音訳に使われたのは、もしかするとこれらの字は音訳用の字だという思考が、当時にもあったのかもしれない。

もちろんの事ながら現代ではこういった万葉仮名のような漢字は用いず、カタカナで書く。このことが明確に決まるには、昭和初期まで待たねばならなかった。

バージョンアップされる用語

『解体新書』以降、蘭学者により医学書の翻訳が多く行われた。杉田玄白の門人の大槻玄沢は、『解体新書』の改訂版にあたる『重訂解体新書』を作り、『解体新書』が作られた時点で直訳（音訳）されていた「キリール」や「ゲール」にも、意味を考えて「濾胞」「乳糜」という訳語をあてた。『重訂解体新書』には、「翻訳新定名義解」という医学用語解説集が付属している。大槻玄沢は、伝統医学の用語にないものは、「私ニ語ヲ造リ、新ニ字ヲ製シテ」いかざるを得なかったといい、「腱」「膣」といった現代まで残る用語の解説が書かれている。そのうえで、原語（オランダ語）を精査して用語を改訂してほしいといったことを述べている。大槻玄沢は、字書を広くひいていたり、当時入手できた漢訳洋書を参考にしていたりと、翻訳のためにかなり試行錯誤をしていたと思われるので、謙遜している部分もあるだろう。実際当時は、次々に訳語が生まれている時期に当たり、大槻玄沢の用語も淘汰されて使われなくなってしまったものも数多くあった。

用語の淘汰の一例として宇田川榛斎の解剖学書『医範提綱』を取り上げる。宇田川榛斎は内科学書『西説内科撰要』を書いた宇田川玄随《うだがわげんずい》の養子にあたる。宇田川榛斎は解剖学書数冊をまとめて『遠西医範《えんせいいはん》』を表し、これをまとめて『医範提綱』三巻として一八〇五年に出版した。『解体新書』と異なるのは、漢文ではなく漢字かな交じりの文体で書かれていることだ。『重訂解体新書』（出版は一八二六年だが、原稿は一七九八年にはできていた）とも異なり、難しい字をあまり用いていない。冒頭部に『解体新書』の訳語から変更したものを列挙する（次ページの図を参照）など、訳語の変更をはっきり示していた。この中で大槻玄沢の「膣」「腱」は採用され、「濾胞《ろほう》」は採用されず、「腺」という造字にとってかわった。この『医範提綱』は広く読まれたのもあり、その用語も定着していった。

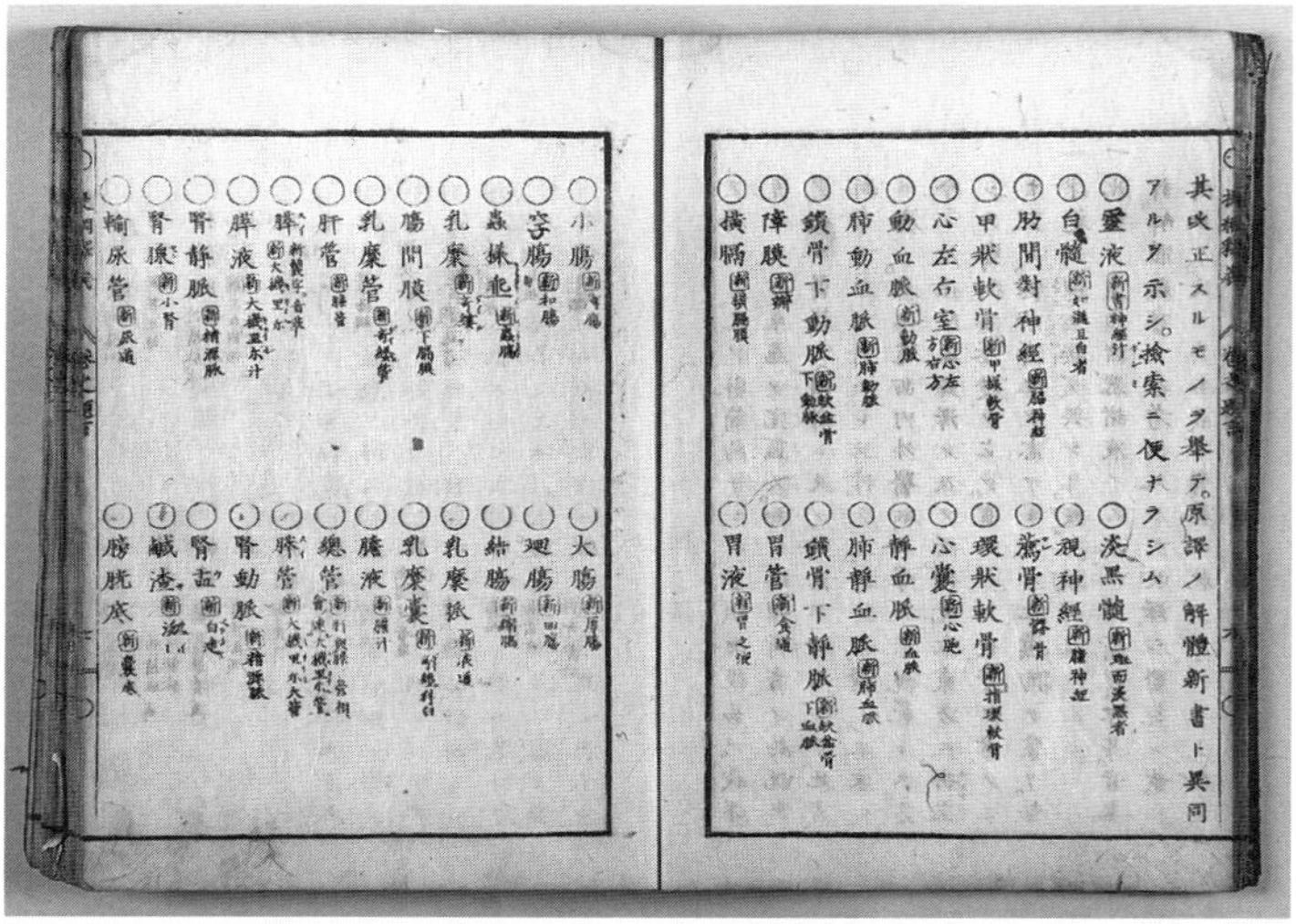

『医範提綱』（京都大学貴重資料デジタルアーカイブ）

解剖学以外にも、大槻玄沢『瘍《よう》医《い》新《しん》書《しょ》』、緒方洪庵《おがたこうあん》『扶氏経験遺訓《ふしけいけんいくん》』、杉田《すぎた》立《りゅう》卿《けい》『眼科新書』など、各分野でいくつもの翻訳医学書が作られ、訳語も増えていった。このうち緒方洪庵は、『病学通論』の中で、宇田川榛斎の用語を基本的に踏襲しつつ、新たに訳語を造ったものは原語も併記するという方法を明示している。用語の出所を記し、後世の検討のための材料も残しているのは、とても誠実な態度だと思う。

翻訳のために有用なのが外国語と日本語を対照できる対訳辞書だ。稲村三伯《いなむらさんぱく》（海上随鷗は稲村三伯が後に名乗った名前であり同一人物）は宇田川榛斎らとともに、日本初の蘭和辞典である『ハルマ和解《わげ》』を編纂した。稲村三伯（海上随鷗）の門人である藤林普山は、『ハルマ和解』の語数をしぼった『訳鍵《やっけん》』を出版し、これが広く使われた。足の付け根の意味である「鼠径（鼠蹊）」の「蹊」の字は、この辞書を媒介として広まった可能性がある（第三章167ページを参照）。

漢訳洋書の流入

西洋医学の流入は日本だけでなく、中国でももちろん起こっていた。中国でははじめ、明代にイエズス会士らによって西洋医学が紹介された。その内容は例えば方以智『物理小識』といった書籍にも記され、杉田玄白や大槻玄沢が参考にしていた。十九世紀以降は、中国人ではなく、おもに宣教師たちによって西洋医学書の翻訳が行われた。これは蘭学者が翻訳を担った日本との大きな違いだ。宣教師のベンジャミン・ホブソン（中国名は合信。一八一六―一八七三）は、解剖学書『全体新論』、産婦人科学書『婦嬰新説《ふえいしんせつ》』、内科学書『西医略論』などの翻訳を行った。また『医学英華字釈』という英語と中国語の解剖学用語の対照を行う辞書もあった。この『医学英華字釈』はかっちりとした用語集というよりは、本木良意『和蘭全軀内外分合図』のように解剖学用語を中国語で簡潔に説明しているといったほうが近い。

ホブソンの『全体新論』は一八五一年に中国で出版されたあと、日本でも和刻本として出版され、さらに明治にはいると『全体新論訳解』という和訳本も出版された。ホブソンの他の著書『西医略論』や『婦嬰新説』も和刻本と和訳本（それぞれ『西医略論訳解』と『婦嬰新説和解』）が出版されており、日本でも広く読まれていた。許春艶氏によると、『全体新論』の「坐骨」や「胡蝶《こちょう》骨《こつ》（現在の蝶形骨）」という用語が、日本にも取り入れられ、明治初期の『医語類聚《いごるいじゅう》』という医学用語集にも使用されているという。

中国から流入し、現代の用語とも最も関連するのは「炎症」という用語だろう。それまでの蘭学書では「焮衝《きんしょう》」という用語が使われており、例えば現代でいう肺炎は「肺焮衝」だった。ホブソンは「炎症」という語と、「〇〇炎」という接辞を用いており、これが日本に伝わって「焮衝」にとってかわった。他に「肉芽」という用語も『西医略論』由来と思われる。

森岡健二氏によると、他の自然科学分野と比べて、医学分野は蘭学の蓄積があるために、中国からの用語はほとんどないという。しかし、このように掘り出していくと中国由来で日本に伝わった西洋医学の用語はもっと見つかるかもしれない。

〇明治時代

教科書と対訳辞典

明治時代になると、ドイツ医学にのっとって教育が行われるようになり、ドイツ語の重要度が高まるようになった。澤井直氏は、明治時代当時の医学生が日本語の医学用語を学ぶ際に、日本語の教科書のほかに、ドイツ語などとの対訳辞典も参照されていたことを指摘している。対訳辞典の間で共通する語が多いことから、日本語用語の出典は当時標準的に使われていた教科書ではないかと推測している。それゆえ、メインで使われる医学教科書の用語が辞典を通じて広まり、使用される用語が均一になっていったという。

まずは教科書について。活字印刷がされるようになったことも相まって、江戸時代と比べると教科書の数は格段に多くなった。島田和幸氏のまとめによると明治前半には、毎年のように新たな解剖学の教科書、専門書が出版されている。医学書の翻訳によるものが多いのだが、それだけではなく、お雇い外国人アントニウス・ボードウィンなどにより行われた医学校の講義録も『日講記聞』などとして出版されていた。それらの教科書・専門書の中の用語がどうなっていたかを見るための一例として、筆者がかつて調べた蝶形骨（頭にある骨の名前）と楔状骨《けつじょうこつ》（足にある骨の名前）が明治時代の解剖学書でどう書かれていたかの一覧を示す（次ページ）。蝶形骨は、先ほど述べたように漢訳洋書『全体新論』の影響で「胡蝶（蝴蝶）骨」の用語が使われるようになったのだが、ほとんどの解剖学書で使用され浸透されているのがわかる。足の楔状骨のほうもわずかに揺れはあるが、おおよそ用語は一致している。たしかに複数の教科書で用語はある程度統一されているようだ。

では対訳辞典とはどういうものだろうか。江戸時代にはオランダ語と日本語の対訳である『ハル

表7．明治期医学教科書中の「楔」関連語

出版年	資料名	Sphenoid bone	Cuneiform bone	読み
1870	解体説約	**楔骨**	櫼骨	ー
1871	解剖学動脈編	蝴蝶骨	ー	ー
1871	講筵筆記	蚨蝶骨	橛状骨	ー
1871	解体学語箋	蝴蝶骨	三稜骨	ー
1872	解剖訓蒙	蝴蝶骨	**楔状骨**	ー
1872	虞列伊氏解剖訓蒙図	蝴蝶骨	**楔状骨**	ー
1873	解体説略	蝴蝶骨	三稜骨	ー
1873	解剖必携	胡蝶骨	**楔状骨**	ー
1876	解剖摘要	蝴蝶骨	**楔状骨**	ケイ
1877	医科全書解剖篇	蝴蝶骨（又ハ**楔状骨**ト名ク）	**楔状骨**	ー
1881	解剖攬要	**楔状骨**（一名蝴蝶骨）	櫼状骨	ー
1883	解剖大全	蝴蝶骨（一名**楔状骨**）	**楔状骨**	ー
1887	賢列氏解剖学	蝴蝶骨（一名**楔状骨**）	**楔状骨**	ー
1893	解剖学講本	蝴蝶骨（**楔状骨**）	**楔状骨**	ー
1893	局処解剖学	ー	**楔状骨**	ー
1903	解剖簡明	蝴蝶骨（一名**楔状骨**又翼状骨）	**楔状骨**	ー
1904	人体解剖学	蝴蝶骨	**楔状骨**	ー
1905	新撰解剖学	**楔骨**（亦、胡蝶骨ノ名アリ）	**楔骨**	ー
1906	解剖学講義	胡蝶骨	**楔状骨**	ー
1917	近世解剖学　5版	蝴蝶骨	**楔状骨**	カツ
1934	近世解剖学　16版	蝴蝶骨	**楔状骨**	ケツ

西嶋（2015）より

マ和解』『訳鍵』があることは紹介した。その後、オランダ語以外にも研究が進み、幕末から明治初期にかけては『英和対訳袖珍《しゅうちん》辞書』『和英語林集成』といった本格的な対訳辞典が登場していた。医学に特化したものとして、明治初期には奥山虎章《おくやまとらふみ》『医語類聚』という対訳辞典が出版された。現代で最大規模の国語辞典である『日本国語大辞典』には、各見出し語が初めにいつ使われたのか（「初出」という）がしばしば示されているが、そこにこの『医語類聚』はよく登場する。詳しく調べると『医語類聚』よりも古い用例を見つけられる用語が多いとは思われるが、医史学者の阿知波五郎氏が「明治初年、最も我が国医学に寄与した本の一つ」と評価しており、当時から相当利用されていた辞典のようだ。『医語類聚』は英語との対訳だったが、奥山虎章は一八八一年に『独和医学字典』を出し、当時の医学の主流になったドイツ語に対応するようになっていった。このころから医学に特化した対訳辞典は増え、『独逸医学字典』（一八八六）、『袖珍医学字彙』（同年）、『独羅英和医学字彙』（一九〇〇）などが次々に刊行された。外国語→日本語という対訳が中心だったが、明治も後半になると日本語→外国語の対訳辞典も登場した。『日独羅医語新辞典』（一九〇六）『和羅独英新医学辞典』（同年）などだ。この頃にはある程度ドイツ語が学習されていったことで、外国語を読み解く一辺倒の需要だけではなくなってきたことがうかがえる。

当時の医学用語の読み

江戸時代の蘭学書も明治時代の医学書も、その大半には振りがなはなく、医学用語がどう読まれていたか手掛かりがないことが多い。手掛かりがなくて困ったのは、ひょっとすると当時の人も同じだったのかもしれない。明治初期には振りがなのある医学書がいくつか登場するのだが、現代からすると違和感のある読みもあった。例として松村矩明《まつむらのりあき》訳『解剖摘要』（一八七六）を取り上げよう。その凡例には「凡そ仮名其右にあるは音を以てし、左《ひだ》りは訓とす。或は往々其訓に関せず訓あるいは只其意味を示すのみ」とあり、音読みだけでなく意味も振りがなとして書かれているという。ここで気になるのはとくに音読みなので、そのうち気になるものを抜き出してみよう。

「橈骨（キョウコツ）」。肘と手首の間にある橈骨は現在「トウコツ」と読む。「不撓不屈」の「撓」と同じくトウなのだが、おそらく「堯」「暁」のギョウの音読みからの類推で読んでしまっているのだろう（橈骨については第三章180ページを参照）。「腓腸骨（ハイチョウコツ）」。ふくらはぎにある腓骨は現在「ヒコツ」と読む。こちらは「排」のハイの読みからの類推で読んでしまっているのだろう。

当時の医学書の振りがなに採用されているのだから、ある程度こういった読みがされていたのだと思われる。辞書の読みからはずれて形声文字の音符だけを読む読み方は一般にみられるが（例えば輸の読みはシュだが、愉などからの類推でユと読む）、医学用語の場合にもこれがいくつか定着しているものがある。例えばピンセットを表す「鑷子」は「ジョウシ」ではなく、攝（摂）からの類推で「セッシ」と読まれ、小さいスプーン状の器具である「鋭匙」は「エイシ」ではなく「エイヒ」と読まれる。

これを戒める動きもあった。明治時代にできた医学雑誌『医談』には「当世俗用医語字引」と称して当時の読み間違いを正す投稿がある。例えば橈骨は「ギョウコツ」ではなく「トウコツ」、膣は「チツ」ではなく「シツ」、齲歯は「ウシ」ではなく「クシ」、腓骨は「ハイコツ」ではなく「ヒコツ」といった調子だ。どれも字書の読みにしたがって修正をしようとしている。ちなみにこのうち齲歯と膣は現代でも「ウシ」、「チツ」である。ほかにも『岡山医学会雑誌』にペンネーム小葉子という人が同じように「百姓読みは是れ偽なり」（「百姓読み」とは形声文字の音符から類推して読むこと）として修正を呼び掛け、やはり橈骨、腓骨などが例として挙げられた。これに返答するように「小葉子に告ぐ」という投稿がなされ、「漢字の発音をして一々其正を得せしめんとするも今となりては到底無益なるを証すべし」として、変化はやむを得ないという意見もあった。こうした慣用的な読みを戒める二つの投稿はどちらも一八九〇年代のもので、『解剖摘要』からみても二〇年ほど経過している。それだけ慣用的な読みが広まっていたということだろう。

活字に現れる独自の用語

すでにみたように、江戸時代まではある程度、自由に難しい漢字を使っていたが、明治以降となると活字による出版が主流になっていったため、活字がないような難しい字を使った用語は減っていきそうにも思える。なぜなら手書きであれば新しい字はささっと書けばそれで済むが、活字の場合は活字を造る必要があるからだ。しかし、明治以降にも難しい字、とくに新造字を活字で表現する例がいくつもみられた。

例えば、寄生虫のサナダムシ（条虫・絛虫）は、二字目の「虫」の影響か、一字目にも虫偏のついた「蠑」やこの字の右下の部分の「木」が「糸」に代わった字が使われていることがあった。このうち「蠑」は微生物学者の松下禎二《まつしたていじ》の著書『文字のいろいろ』（一九二〇）で取り上げられたのが巡り巡って現代の文字コードにまで反映されている。

ほかにリンパを「淋巴」と書く表記が明治初期から昭和初期にかけて見られたが、やはり「淋」のさんずいの影響か「巴」にもさんずいがついた「淋𣲽」という表記もみられた。近くの偏旁につられて、偏旁を足してしまうことは字の間違い方としてはよくあることだが、こうして活字になるのを見ると、手書きの原稿を忠実に活字化しようとしたのだろうという推測ができる。

意図的に字を造ったと思われるものもある。左上の図にある胼胝《べんち》は「たこ」、疣贅《ゆうぜい》は「いぼ」のことだ。その真ん中にある「䱇腫」の意味するところは字面、並びから言って「うおのめ（「魚」の「目」）」だろう。うおのめには「鶏眼」という漢語があるのだが、「鶏眼」の字面からは「うおのめ」であることが伝わらないと思ったのだろうか。「魚目」と二字にするのではなく、「䱇」という字をつくって「腫」をつけていかにも専門用語らしくしている。裃《かみしも》のような面白い字の造り方だ。

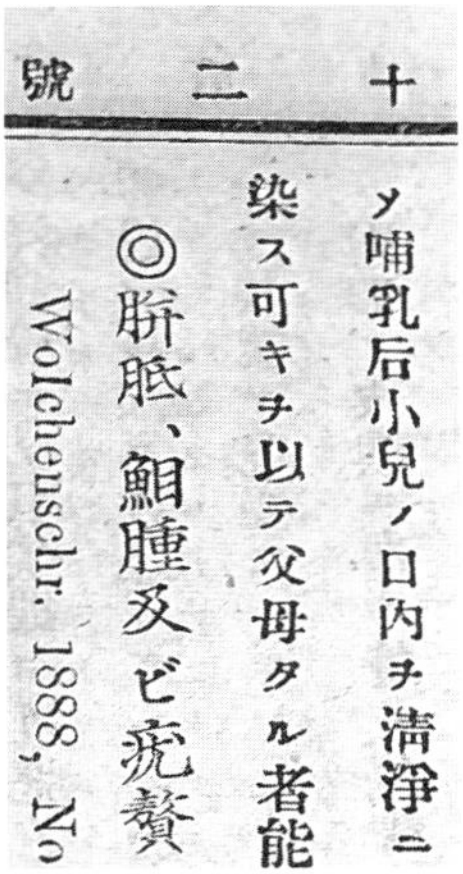
十二號
メ哺乳后小兒ノ口內ヲ清淨ニ
染ス可キヲ以テ父母タル者能
◎胼胝、䱇腫及ビ疣贅
Wolchenschr. 1888, No

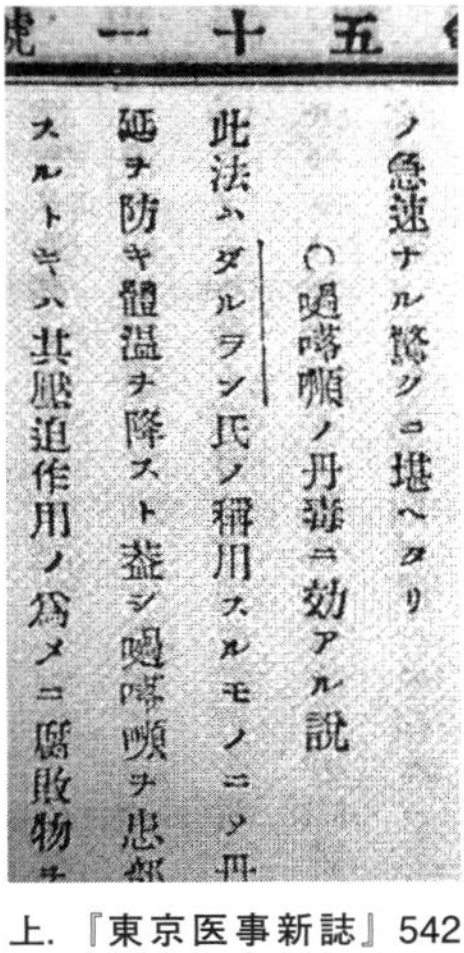
五十一號
ノ急速ナル驚クニ堪ヘタリ
○咽喉頭ノ丹毒ニ効アル説
此法ハダルラン氏ノ稱用スルモノニシテ丹
毒ヲ防キ體温ヲ降スト共ニ咽喉頭ヲ患部
スルトキハ其壓迫作用ノ爲メニ腐敗物ヲ

上.『東京医事新誌』542号（1888年）
下.『医事新聞』51号（1882年）

治療に用いられたコロシントという植物は、「哥囉噸」、「喎嗒噸」（右ページ下図）などと書くものがあった。どれも難しい字だが、このうち「噸」が字書に載っていない。音訳字だからか口偏が共通しているのも興味深いが、音訳字としての用例ある字を選んできたのではなく、後で口偏をつけて期せずして新しい字を造ってしまったようだ。斎藤静氏によると中国ではコロシントを「沙龠」という難しい字で書くこともあったようだ。

こうした明治時代以降に難しい字を使う例はいくつかあるが、その最高峰は、先に少し出た松下禎二だ。微生物の学名を漢字二字で翻訳するという制約を自ら課し、何百もの学名を難しい字で翻訳し、その中には造字も含まれていた。これらはどれもでたらめに造ったのではなく、なんとか日本語に翻訳しようという試みの延長線上でのことあった（第二章91ページ参照）。

ほかに、ヘルニアを「癩」と書くことを提案した医史学者で外科医の関場不二彦は、この字についてヘルニアという四文字をこの「癩」一文字で表せるなら「簡、之に過ぎたるはなし」という。現代の感覚からすると、一字で表すという点では簡潔かもしれないが、とても字自体は簡単ではないように思える。

松下禎二の用語を含めて、これら難しい字たちは広まることはなく、用語が定まっていくにつれて、影を潜めていった。

不統一な医学用語

読みの問題だけでなく、こういった独自の用語が明治以降も続々と生まれているとすると、思ったよりも、明治時代の用語は不統一なのではないかと思えてくる。

当時の証言をいくつか見てみる。『東京医事新誌』という雑誌に投稿された「医書ノ翻訳ニ就テ」では、当時の翻訳医学書を二つに分けていた。一つは原書にほとんど忠実に翻訳されたもの、もう一つは原書の半分程度を翻訳して「〇〇全書」などとするものだ。後者には翻訳がずさんで、自作の用語が使われているものがあるといい、それが無批判に学生に読まれて信じられてしまうのは、原著者にも失礼であるし医学の進歩を妨害するものであるという。

福岡医科大学耳鼻咽喉科学教授を務めた久保猪之吉は、「本邦医学語及用語の統一を希望す」という投稿の中で、用語が不統一である当時の状況を述べている。同じ病気でも医学書によって名称が変わってしまい、医学教育の場でも教授によって使う用語が異なるという。

『中外医事新報』という雑誌の投稿欄（一八九二年）には「世ノ学者、薬品ノ名ヲ記スルニ自分勝手ノ名称ヲ以テシ、由テ徒ラニ混乱ノ弊ヲ増ス」とある。実際、医学雑誌の目次を見ていると、麻酔薬クロロホルムの表記が一つの号の目次を見ても何種類も混在していることがあった。別の雑誌の投稿欄には「今の人の音訳に漢字を用ふるを見るに無茶苦茶なりと云はざるべからず」ともあり、やはりよしとはされていなかったようだ。当時はまだ東洋医学と西洋医学の病名の対照が十分にできていなかったのもあって、東洋医学と西洋医学の病名が混在することで死因統計がとりにくくなるという事態もあったという。

こうした状況に対する組織だった統一運動はもう少し先になるが、一つおもしろい試みがあった。雑誌『中外医事新報』の誌上で原語を列挙し、訳語を募集して、良い用語に統一して行こうという企画だ。中にはヘルペス、カタルなど現代でもカタカナで書く用語に募集があり、カタカナ用語があふれかえっている現代でも通用しそうな企画だ。数か月後に「訳語を付す」という記事で訳語が載っているが、ヘルペスは「匐行疹《ふっこうしん》」、カタルは「粘膜漏」とされていた。原語や病態から考えた悪くない訳語だと思うが、残念ながら現代まで残らなかった。

○大正から昭和初期

てにはドイツ語

明治以降、医学ではドイツ語が多く学ばれたが、ドイツ語用語に日本語の助詞「てにをは」をくっつけた「てにはドイツ語」と呼ばれるものが医学教育の場面でも使われるようになった。精神科医の笠原嘉《かさはらよみし》が、『精神科における予診・初診・初期治療』（二〇〇七）で紹介している、一九五〇年代のカルテからどういったものか紹介しよう。「eintreten したとき sich begrüßen した。

Kleidung はみだれていない。Anstand も保たれている。(以下略)」(一三六ページ) といった調子だ。このてにはドイツ語については安田敏朗氏が『「てにはドイツ語」という問題』(二〇二一) で詳細に論じている。一八八〇年代に用いられはじめ、一九一〇年代に医学のナショナライズの観点から批判が現れ、一九三〇年代から戦時下にかけて、国語運動の関連や外国語使用の問題などから批判の対象となっていった。先に述べた微生物学者の松下禎二は、一九〇八年に教科書『免疫学講義』を出しているが、これは「てにはドイツ語」で書かれていた。このあたりが「てにはドイツ語」で書かれた教科書のかなり早い例だろう。松下はその後、むしろ日本語用語の重要性を説くようになり、難解な漢字を用いた用語を使うようになっていった。ドイツ語に日本語の訳語も併用するという方針は、松下と同じく京都帝国大学の教授である病理学者の藤浪鑑《ふじなみあきら》とも共通しており、医学部の講義にいかされたという。その後もことあるごとに「てにはドイツ語」は問題視されてきた。戦争に突入すると次第に語気も強くなり、ドイツ語を使用することは「国辱」とさえされた。

次に述べる『国語運動』という雑誌は一九四四年に入ると紙が使えなくなっていったのか、紙の質も粗悪になりページも減り、ついには一号あたり一〇ページに満たなくなるのだが、その確認できる最後の号のスペースを大きく割いて「てにはドイツ語」の廃止を叫んでいた。逆に言うとそれほどドイツ語が定着していたということになる。そしてさらに日本語用語がメインになりきれていなかったということでもある。ドイツ語への慣れもあるのだろうが、日本語の訳語が定まっていない、難しいという問題もあった。

国語愛護同盟と国語協会

明治時代以降、医学用語が不統一だという声は散発的にあって、なかでも日本解剖学会が先駆的に統一に乗り出していた。そして昭和になってようやく医学界全体で日本語用語を見直す機運が高まった。その動きを理解するには昭和初期に結成された国語愛護同盟とその後継である国語協会に触れねばならない。ここでの議論が与えた影響から見ても、医学用語管理の歴史の中で最も重要な時期といっても過言ではない。

国語愛護同盟は一九三二年に結成された。当時、国語の表記をローマ字にすべきとかカタカナにすべきとかさまざまな意見があったが、そういった対立を離れて広い立場から国語の問題を研究するというのが目的とされた。一九三三年には医学部、法律部、教育部、経済部という下部組織が設けられ、各部ごとに例会が開かれるようになった。有名なところでいえば赤痢菌を発見した志賀《しが》潔《きよし》は医学部第一回例会から参加している。

国語愛護同盟第二回例会（一九三四年）では、「医学用語を選ぶ方針」の審議を行った。この方針から当時のスタンスをうかがうことができるうえ、現代から見ても参考にする価値の高いものと思われるので、少し長いが引用する（具体例およびⅣは割愛した）。

Ⅰ 一般方針

(1) 文部省臨時国語調査会の発表している常用漢字、漢語整理案、仮名遣改定案等の精神を重んじ、なるべくその趣旨に従うこと。

(2) 内閣資源局の定めている医薬名称は、なるべく、これを重んじ、特に学問上必要のあるものの外は、つとめて、これに拠ること。

(3) 医学の各分科会等で既に成案のあるものは、なるべく、これを重んじ、全科用語統一の資料とすること。

Ⅱ 用語に関する方針

(1) 用語は耳に入り易く、かつ口に言い易いものを選ぶこと。

(2) 漢語は、差支なき限り、訓読みのことばにすること。

(3) 複雑な漢字は、差支なき限り、簡易な文字に代え、已むを得ない場合は、「フリガナ」を施すこと。

(4) 耳と口とに慣れた、よい漢語には整理を加えないこと。

(5) よい国語のあるものは、これを学術語に取入れること。

(6) 俗語と考えられるものも、適当なものは、医学用語に取入れること。

(7) 一つの物事に対し二つ以上の用語のある場合は、何れか一つに定むること。

(8) 同音異義の用語は適当に改めること。

(9) 新しい用語を造る必要ある場合には、造語法に対し特別の注意を払うこと、特に複雑な漢字を用いず、なるべく用い慣れたコトバ《ママ》を選ぶこと。

(10) 新字は、既に一般に普及しているもの以外は、使わぬこと。

(11) 字義に特別の要求なき限り、漢語を整理し、なるべく、平易なことばを使うこと。

(12) 複雑なる漢語は、差支なき限り、仮名書きとすること。

(13) 略称は、方針を決めて、整理統一すること。

(14) …性、…的、…式、…化の濫用を避けること。

(15) 漢訳よりも寧ろ原語に親しみある外国語は、適当なものに限り、外来語として取入れること。

(16) 外来語は、国語に同化したもの、又は同化し得るものであれば、必要ある場合に限り、学用《ママ》語に取入れること。

(17) 外来語を漢字で書くことを廃めること。

(18) 外来語を表記するには、原語の発音に甚しく泥まず、なるべく国語の発音に適合させること。

(19) 外来語を表記する仮名には、なるべく特別の符号を用いぬこと。

Ⅲ　医学文書に関するその他の要望

(1)　国語を以てする記述、著作、業績発表に、外国語を混えるのは、やむを得ない程度に止むること。

(2)　表記、略称などに用いられる「アルファベット」の呼び方は、英語、フランス語、ドイツ語、等に偏らず、その日本読みを定めて、混乱を防ぐこと。

(3)　医学上の書き物および印刷物は、左から右への横書き、横組みとすること。

(4)　医学上の書き物には、口語体の文章を用うること。

(5)　医学上の印刷物の活字、行間などについては、眼科学会の要求を重んずること。

これらの原則のうち、重要なのは「耳できいてわかりやすい」ということにある。これはラジオ放送が始まって間もない時代背景も反映していると思われ、難解な漢語や同音異義語を整理する原動力となっていた。またこれらの原則からはさまざまな意見があったことが透けて見える。たとえば白血球を「しろち」などと言い換えていく提案があったり、松下禎二のように新しく字を造ったりといったものがあり、これらを穏当にまとめ上げつつ方針を立てていったようだ。

こうした原則など総論的な事項を話し合った後、各学会で具体的な用語整理の作業を進めることとなった。そんな中、一九三〇年に結成された別組織である国語協会が、この国語愛護同盟と構成員が共通している者も多くいたこともあって、一九三七年に合同する運びとなった。この国語協会は会長が近衛文麿首相（当時）であり、政府の事業との距離がかなり近くなった。国語協会でも医学部会は存続し、月一回という現在から考えても高い頻度で例会が開催され、その議論は月刊の機関誌『国語運動』に掲載された。具体的な作業としてメンバー各自が属している解剖学会や眼科学会、産婦人科学会などで用語集をまとめていき、次はその統合が問題となったのだが、国語協会医学部会はそれを日本医学会に申し入れた。日本医学会はそれを受け用語集作成に乗り出し、一九四四年には『医学用語集 第一次選定』を出すに至った。これが医学界全体をまとめる初の公式の用語集となった。

用語の議論が日本医学会の事業となり、また戦争が長引くにつれて、国語協会での議論は少しずつ下火になっていった。例会の主な話題も戦地での体験の共有などになり、次第に建設的な議論は減っていった。雑誌自体のページ数もどんどん縮小され、一九四四年にはついに途絶えてしまった。

医学用語の統一運動

実際に医学用語を統一していくために、どのような方法をとったのだろうか。

まずは各専門分野で用語を決めて用語集を作るのが課題とされた。実際には各専門分野が着手せずとも、民間のほうで大部の辞典は作られていた。春秋社の『現代医学大辞典』だ。一九三〇年から順次刊行され、解剖学、病理学といった基礎的な分野から、内科学、外科学、小児科学、はては医事法制まで、全二五巻という大部の辞典だ。各巻に用語が五十音順にならび、読み仮名が付され（動脈をドーミャクとするような棒引き仮名遣いである）、専門家による解説がついている。当時からすると空前の規模であり、それ自体に価値はあるが、統一を意図したものではなかった。

用語統一に先鞭をつけたのは解剖学会だ。解剖学では国際的にも用語を統一する動きがあり、その国際的な用語と比較対照する形で一九〇五年に鈴木文太郎が『解剖学名彙』を出版した。その第一七版から日本解剖学会が関与するようになり、見直しを進めて一九四四年には『解剖学用語』初版を出した。解剖学は数ある分野の中でも医学の基礎にあたり、かつ用語集の作成が早かったために、新しく規定された解剖学用語は他の学会も使用するように求められた。他に日本眼科学会が一九三一年に『眼科術語集』を、日本産科婦人科学会が一九三四年に『産科学婦人科学学術用語彙』をそれぞれ発刊し、それらの動向は『国語運動』で報告された。

学会以外での用語変更と統一の動きを一つ取り上げよう。虫垂炎（俗語でいう「盲腸」、当時は「虫様突起炎」と呼ばれた）だ。一九三九年に『日本医事新報』の社長、梅澤彦太郎が発案し、その名も「『虫様突起炎』座談会」が開催された。虫様突起炎では語呂が悪く、突起物と呼ぶのも不当という意見があり、「虫」「虫炎」「急虫炎」とする案が出された。歴史をさかのぼると明治期から虫垂炎の手術をしていた記録があり、「盲腸周囲炎」「虫様垂炎」などの名称が使われていたことから、「虫様垂炎」、さらに縮めて「虫垂炎」とすることで満場が一致したという。この社長梅澤彦太郎も国語協会にたびたび参加している人物であった。この座談会の様子は『日本医事新報』でたびたび取り上げられ、この「虫垂」「虫垂炎」という用語は一九四四年の『医学用語集 第一次選定』に採用され、現代にいたる。

医学用語の簡略化

用語の統一と並行して、用語の簡略化も行われた。遠藤織枝氏は、この時期に改訂が必要だと考えられていた用語を端的にまとめている（遠藤二〇二一）。右に見た「医学用語を選ぶ方針」に沿う形で難しい漢字を使う語や日常語のほうがなじみやすいような語が対象に上がっていた。その中で思い切った簡略化が目立ったのは解剖学用語だ。

日本解剖学会は国語愛護同盟が結成される前から、用語の簡略化に取り組んでおり、例えば「顳顬《しょうじゅ》」を「側頭」、「竇《とう》」を「穴」とするように、意味を極力変えずに簡単な漢字で表現できるような工夫を行っていた。国語愛護同盟や国語協会にも解剖学会のメンバーが複数参加しており、簡略化が推し進められた。解剖学会の特徴として、一部の用語の改定者が判明することがある。「髖《かん》骨《こつ》」を「寛骨」へと提案したのは小川鼎三、「歯齦《しぎん》」を「歯肉」とする提案は西成甫《にしせいほ》、「摂護腺」を

「前立腺」（当初は前位腺）とする提案は岡嶋敬治、「胼胝体」を「脳梁」とする提案は藤田恒太郎といった形だ。

解剖学以外の用語も簡略化された。例えば「呑酸嘈囃《どんさんそうぞう》」は「むねやけ」に、「噴嚔《ふんてい》」は「くしゃみ」というように、特に症状の名前は通俗語が採用された。漢字の簡易化も進め、例えば「繃帯」を「包帯」に、「洗滌」を「洗浄」に統一することで難しい漢字を使う機会を減らすようにした。「癲癇」も漢語の発音そのままにかな書きの「てんかん」とし、音訳語で「淋巴」と書かれがちであった「リンパ」もカタカナで書くこととした。

ただ、すべての議論がスムーズに決まったわけではない。極端な例でいえば、名古屋医科大学ローマ字会の提案した『医学の術語の「言葉直ほし」の試み』（一九三四）では、大半の解剖学用語を和語にする提案をしている。これは国語愛護同盟の方針のうちⅡ⑵漢語を和語に言い換える方向性としては合っているが、さすがに大半を言い換えてしまっては「差支え」があると判断されたのだろう。また当然、反対意見も出た。例えば病気の場所を表す「病竈《びょうそう》」を同じ読みの「病巣」に変更しようという議論に対して、東京帝国大学皮膚科学教授の太田正雄（木下杢太郎《きのしたもくたろう》という詩人としても活躍）は「どうしても残せ」といい、調整が難航したという。太田は「保守派」を自認しており、こうした多くの意見が飛び交う中で落としどころが探られていったのだろう。

結果として行われた簡易化、統一を見ると、当初の国語愛護同盟の方針からほとんどずれていない。方針の立て方も実行力もどちらも評価できるポイントだろう。

国語国字問題と医者

明治時代以降とくに、「日本語をどのように表記するか」がたびたび議論の的になった。有名なのは、郵便制度の整備で知られる前島密《まえじまひそか》による「漢字御廃止之儀」だろうか。漢字の数を少なくするべきという漢字制限論、漢字ではなくカナで書くべきとするカナモジ論や、ローマ字で書くべきとするローマ字論、新たな文字を造る新国字論などさまざまな立場の人が現れた。こういった議論は「国語国字問題」といわれる。医師にもさまざまな立場の人がいた。医師の中でこういった議論の先駆けと思われるのは、眼科医大西克知《おおにしよしあきら》による漢字簡略化の議論だろう。眼科医と漢字の議論については後の章で詳しく取り上げる（第二章99ページ参照）ので、それ以外の議論を少し見てみる。とはいっても眼科的視点を除くと、医師特有の視点というのはあまりないように思われる。日本式ローマ字を提唱した田中館愛橘《たなかだてあいきつ》は物理学者であるなど、他の分野でも国語国字問題に熱心な者はおり、医師の世界にも同じように熱心な人が一部にいたという程度かもしれない。

初期の議論で興味深いのは陸軍軍医の村上弥穂若が発表した「日本国字管見」（次ページ図）だろう。まず漢字ではなく、仮名だけを使うことを考える。すると、漢語を仮名にしても同音異義語も多くてわかりにくいので和語を使用したい。しかし和語を並べると冗長になって紙面を消費してしまう。そこで仮名を複数組み合わせた方法を提唱した。すると左図のようになるのだが、これはなかなか習得が大変そうである。

このように医師が日本語の書き方に意見を述べた有名なものには、森鷗外による「仮名遣意見」というものがある。そこまでのビッグネームでなくとも、国語愛護同盟や国語協会の参加者を中心に多くの意見、投稿がなされたが、程度の差はあれ共通するのは、難しい漢字を減らしたり廃止したりすることで避け、和語を取り入れていくというものだった。

さらに、医師たちはこういった意見をもつだけでなく、医学書の執筆の中で実践していった。た

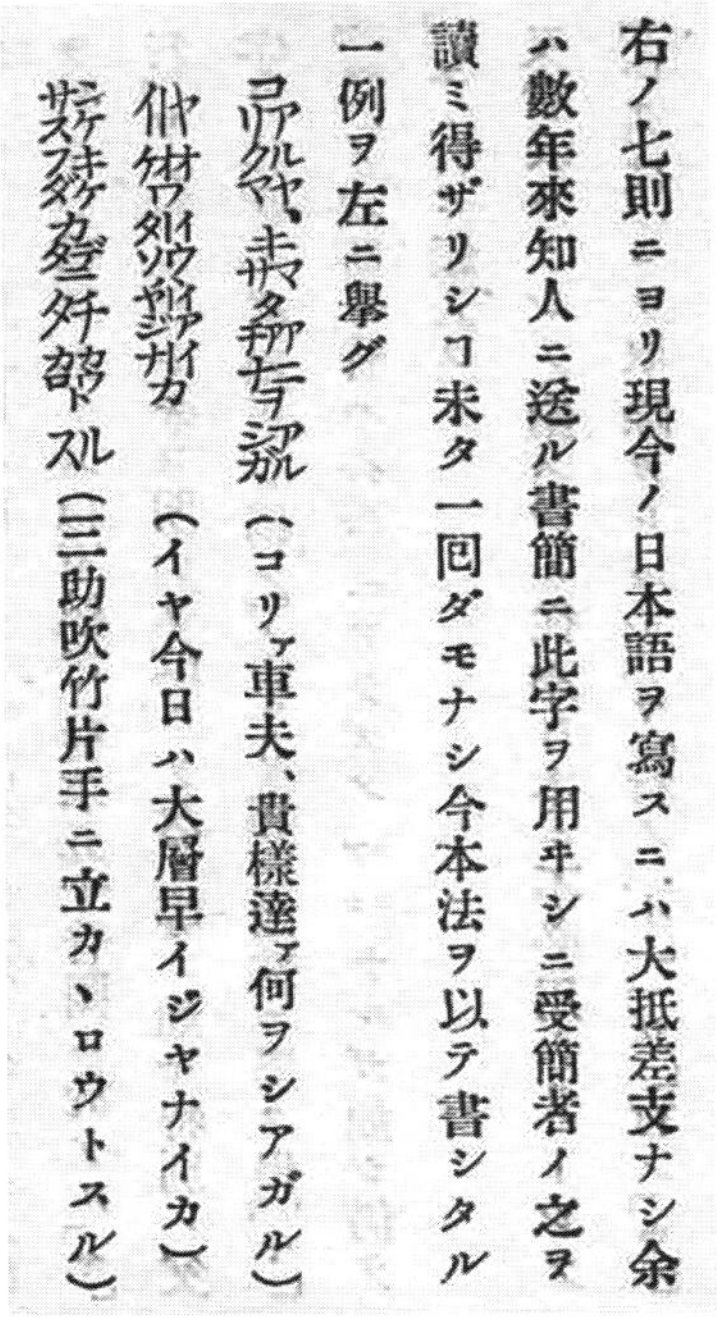
右ノ七則ニヨリ現今ノ日本語ヲ寫スニハ大抵差支ナシ余ハ數年來知人ニ送ル書簡ニ此字ヲ用ヰシニ受簡者ノ之ヲ讀ミ得ザリシコ未タ一回ダモナシ今本法ヲ以テ書シタル一例ヲ左ニ擧グ

（コリャ車夫、貴様達ァ何ヲシアガル）

（イヤ今日ハ大層早イジャナイカ）

（三助吹竹片手ニ立カヽロウトスル）

村上弥穂若「日本国字管見」（『中外医事新報』447号 1900年）

とえば大阪大学皮膚科学初代教授の櫻根孝之進《さくらねこうのしん》はローマ字論者で、ローマ字だけで書かれた皮膚科学書『Hifubyôgaku』（一九一三／左図）を出版した。国語国字問題から少しはずれるが、青山《あおやま》胤通《たねみち》による『日本内科全書』では、外国語の表記を厳密に表現するために、ラリルレロに半濁点をつけて「L」の子音を表現するなど、独自の表記を実践で示すものが現れた。こうした試行錯誤が実際に流通するに至るのは、国語国字問題の議論が活発であったからなのだろう。

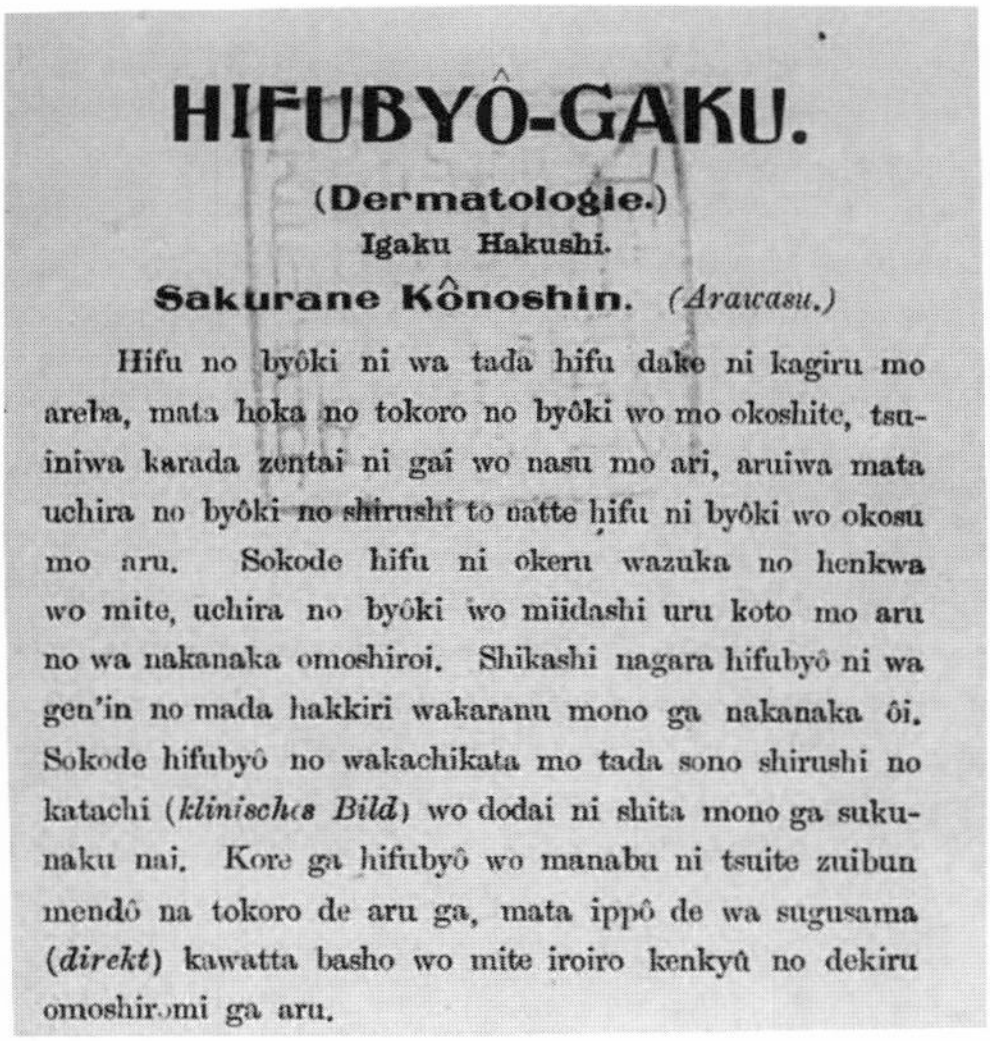
HIFUBYÔ-GAKU.

(Dermatologie.)

Igaku Hakushi.

Sakurane Kônoshin. *(Arawasu.)*

Hifu no byôki ni wa tada hifu dake ni kagiru mo areba, mata hoka no tokoro no byôki wo mo okoshite, tsuiniwa karada zentai ni gai wo nasu mo ari, aruiwa mata uchira no byôki no shirushi to natte hifu ni byôki wo okosu mo aru. Sokode hifu ni okeru wazuka no henkwa wo mite, uchira no byôki wo miidashi uru koto mo aru no wa nakanaka omoshiroi. Shikashi nagara hifubyô ni wa gen'in no mada hakkiri wakaranu mono ga nakanaka ôi. Sokode hifubyô no wakachikata mo tada sono shirushi no katachi (*klinisches Bild*) wo dodai ni shita mono ga sukunaku nai. Kore ga hifubyô wo manabu ni tsuite zuibun mendô na tokoro de aru ga, mata ippô de wa sugusama (*direkt*) kawatta basho wo mite iroiro kenkyû no dekiru omoshiromi ga aru.

櫻根孝之進『Hifubyôgaku』

清朝末期から中華民国時代の医学用語

「漢訳洋書の流入」のところで、清朝末期になるとベンジャミン・ホブソンら宣教師が医学書の翻訳を行っていて、それが日本にも伝わっていたことを述べた。実際にはさらにさかのぼって明朝末期、清朝初期のころから西洋医学は中国に伝来していたのだが、清朝末期になって宣教師による翻訳が盛んになった。ホブソンの他にも宣教師による訳述書があり、沈国威氏の研究によるとその数は百数十点にのぼるという。当時の翻訳は宣教師と中国人協力者の手でなされていた。

一八八〇年代になると医学用語を組織的に統一する動きが始まった。プロテスタントの医療宣教師の団体に医学用語委員会が設けられ、その成果は一九〇八年に『医学辞彙』として出版された。西洋医学の概念を漢字を用いて翻訳すること自体は、規模でいうと日本の蘭学のほうが早かったが、この当時、日本の訳語の影響はあまり見て取れず、中国は中国で独自に翻訳していたようだ。ただ翻訳の方法は日本の蘭学と似たようなもので、「医学用語を字で表す試み」で見た四つの方法、そして複数の漢字で表現する方法のすべてを用いていた。一字で表現する試みは、医学用語だけでなく化学元素でも行われ、現代にいたるまで中国では化学元素を漢字一字で表現している。

清朝末期から中華民国の時代は、日本に留学に来る医学生もいた。「故郷」「阿Q正伝」で知られる魯迅が来日したのも医学を学ぶ留学生としてであった。彼ら留学生は日本語の医学教科書を中国語に翻訳し出版した。仏教学や文字学などの著作で知られる丁福保《ていふくほ》も日本で医学を修め、中国で「丁氏医学叢書」と呼ばれる多数の翻訳医学書を出版している。これらの医学書に使われる訳語から、日本語の医学用語が中国語に流入することになった。たとえば一九〇三年の『新爾雅《しんじが》』という医学書には「腺」や「膣」という日本由来の用語が使われていた。

医療宣教師の団体だけでは中国全体の用語を統一するのは困難であり、中華民国期にはいると、まずは江蘇省教育会を皮切りに中国人側の組織と合同で医学用語の検討をするようになった。医学用語審査会、科学用語審査会、国立編訳館などと名称は変遷するが、解剖学や細菌学などの用語の具体的な議論が行われ、医療宣教師が当初用いた一字の用語は淘汰され、日本語の医学用語も取り入れられる形となった。一九三一年の用語集『医学名詞彙編』では、日本語用語を参考に用語を検討しており、陳力衛氏によると半数近くは日本語から入ってきたものという。

　医学用語の整理統一の「組織化」という面をみると、日本よりも中国のほうが進んでいるように見える。『医学名詞彙編』のできた一九三一年にはまだ国語愛護同盟も結成されていない。大東亜共栄圏構想などがうたわれる第二次世界大戦中には、「日支医学用語統一」（支は支那。中国のこと）という言葉も散見するようになったが、これは中国の用語を取り入れるというよりは、日本の医学用語を中国に広げようという趣旨であった。実際に中国の用語集をみて日本の用語が使われていると知ったので、そのまま統一できると思ったのだろう。ただ、日本の医学用語統一を目指していた当事者から見ても、「字が巧妙に使われて居るのには感心する」（国語協会に参加していた耳鼻科医廣瀬《ひろせ》渉《わたる》の言）、「積極的に調査研究を続けてゐるという有様で此の点は我国よりも一歩進んでゐる」（同じく国語協会に参加した佐藤《さとう》恒二《つねじ》の言）などのように中国の用語統一の組織化や実際の用語を評価をする声もあった。結局、日本と中国で用語の統一が達成されるような大きな運動には至らず、終戦を迎えた。

○戦後から現代

医学用語辞典の改訂

一九四四年に『医学用語集 第一次選定』が作られ、医学用語の簡易化や統一に向けてようやく成果物ができた直後に終戦を迎え、国語協会も運動を停止してしまった。戦後、現代にいたるまで、戦前の国語協会のような医学用語を改革する、中心となる組織は再び現れず、現在は日本医学会がその任に当たっている。戦時中に国語協会から日本医学会に事業を移行し始めていてよかったと切に思う。一方で中国では、一九七八年から全国科学技術名詞審定委員会が活動を続け、現在は分野間横断のオンライン用語集があるなど、用語統一の組織化は日本より中国のほうが進んでいる印象に変わりはない。

戦後、一九五二年に日本医学会医学用語委員会は再始動したが、あまり議論がはかどらなかったという。しかし、このころは医学界の外で用語に影響を与える動きがあった。まず一つは一九四六年の当用漢字表の告示だ。学術用語についても当用漢字の範囲をもとに整理することが望ましいとされた。これを受けて文部省の学術審議会（名称はさまざま変遷している）では「数学編」「採鉱ヤ金学編」「土木工学編」をはじめとしてさまざまな分野の『学術用語集』の編集を行い始めた。一九六〇年には「学術用語審査基準」という「学術用語標準化の憲法」とされるものも作られた。

医学のほうでは、戦時中の激論を交わしたメンバーの多くがこの世を去り、残ったメンバーと新たなメンバーで作業が進められた。右の基準に対しても議論に上ったようだが、戦時中のように簡略化が次々には進まなかった。例えば「心筋梗塞」の「梗」は当用漢字表外であり、よりなじみのある「硬」に代える決定がなされたが、結局「塞」も当用漢字表外であり、手書きをしてもそこまで差はないということから「梗」のままとなった。他に「亢進」も「高進」とする意見が多数となったが、当用漢字表外でも画数の少ない「亢進」が残された。こうした議論の末、一九七五年に日本医学会の二つ目の用語集である『医学用語辞典』が刊行された。

その後、一九九一年に『日本医学会医学用語辞典』英和第一版が、一九九四年には和英の版が出た。これまでドイツ語や英語に日本語の対訳という形式だったが、ここにきてようやく和英の辞典が現れた。二〇一三年には英和第三版と和英とを統合したウェブ版ができ、二〇一四年から一般に公開されている。用語改定の議論は日本医学会医学用語管理委員会でなされ、経緯は公開されており、閲覧することができる。

日本医学会とは別に、文部省（文部科学省）の学術用語集を編纂する流れで、二〇〇三年に『学術用語集医学編』が刊行された。旧文部省は当用漢字表内での学術用語整理を行おうとしていたが、この時期となると当用漢字表から常用漢字表（一九八一）に変わっており、学術用語についても整理が望ましいとまでは言われなくなっていた。それでも常用漢字表外で使用したい字を二六六字掲げており、その数は他の分野と比較して多いものであった。

医学用語の辞典・用語集は日本医学会のものに限らない。戦前から始まった各分野の学会公式の医学用語集は戦後その数が増え始め、現在では数十の学会が刊行している。それだけ医学の進歩で専門が細分化し、用語も増えたことを反映しているのだろう。その整理をしようと思うと、戦前並みのエネルギーが必要になるかもしれない。

現在の医学用語

現在も医学用語の見直し作業は日本医学会や各学会で進められている。多くの学会が学会ホームページなどからウェブ上で用語を検索できるようにするなど、電子化が今後進められていくと思われる。電子化され共有しやすくなることで、整理統一が進むことを願っている。

整理統一とは別の方面で昨今議論が盛んなのは、とくに病名の用語の変更だ。用語に差別や偏見の手あかがついている場合や、用語の字面だけ見ると誤解を招く場合は変更が検討されている。例えば「精神分裂病」は「統合失調症」に変わり、「痴呆」は「認知症」となった。遺伝形式の「優性・劣性」や、子供の「奇形」に関する用語が近年、議題に上がっており、日本医学会のワーキンググループを中心に議論が行われ、遺伝学会が提唱した「顕性・潜性」に落ち着いた。特に「優性・劣性」の議論については、ワーキンググループの久具宏司氏が日本漢字学会で発表を行い、代替用語について意見を求めたのは印象的であった。耳で聞いて区別がつきやすい、同音異義語を避ける方針で用語の候補を検討し「顕性・潜性」に候補が収束していくさまは、実際に参考にされているかはわからないが、戦前の議論と似通うところが多い。

ここまでおおまかな歴史をたどってきた。現代の医学用語を眺めてみると、各時代の用語が重層的に存在していることがわかるだろう。「痛風」、「悪心《おしん》」などの古くからある漢方用語、「神経」、「動脈」などの蘭学期に生まれた用語、「腺」、「膵」などの同じく蘭学期に生まれた文字、「坐骨」、「炎症」などの近代中国から輸入した用語、「仙骨」、「線維」などの戦時中の簡略化で生まれた用語の表記……これらが複雑に組み合わされ長い医学用語が作られることもある。どれも人体のしくみや病気について漢字という道具を使って表したものだが、このように多様な表現となっている。日本語で医学的知識を表現しようとすると漢字なしではなかなか難しいが、うまくいって後世に残るものもあれば、廃れてしまったものもあった。その格闘のさまやこぼれ話を次章以降で掘り下げることにしたい。

第二章　先人たちの試行錯誤

先人たちは、医学用語を漢字で表現してきた。そのすべてが現代まで使われているわけではなく、使われなくなった用語も数多くあった。使われない用語には、それなりの理由があるはずだが、用語を使い始めた先人は少なくとも何か必要があって使い始めたのだろう。使われなくなった用語を見てみると、どうして作られたのか不思議なほど難しい用語がある。そして、往々にして難しい漢字が使われている。この章では、そうした使われなくなった用語にスポットライトを当ててみる。古くは室町時代から昭和の後半まで、おおよそ時代順に並べた。

一、生薬を一字で表す方法

まずは、漢方医学の分野で、漢字を用いた不思議な用語をみていくことにしよう。

漢方薬は、生薬という薬効のある植物や動物などを配合して作られている。薬局にいろいろな種類の漢方薬が並んでいるのをみたことがないだろうか。漢方薬の種類もたくさんあるが、そのそれぞれには構成する生薬が複数ある。例えば風邪の初期に使われる葛根湯は、葛根、麻黄、桂皮、芍薬《しゃくやく》、生姜《しょうきょう》、大棗《だいそう》、甘草《かんぞう》という七種類の生薬が配合されている。その配合や、どのようなときに使うかなどについては、きちんと過去の文献に出典があってそれにのっとって作られている。ただ、生薬の名前は、初めて見る人にとっては難しく感じるかもしれない。しかしそれを職業とする人々にとっては日常的に接する名前ということもあって、過去に独特な変化をとげたことがあった。生薬を漢字一字で表す「一字銘（あるいは一字薬名）」というものだ。

「一字銘」とは、医療関係者のなかで通用する生薬の略称のようなものと思ってもらえばよい。島田勇雄氏のまとまった研究があり、戦国時代から江戸時代の代表的な医師である曲直瀬道三《まなせどうさん》・玄朔《げんさく》のころから始まったと推定されている。道三が述べたとされる資料には、一字で書くのは①メモ書きするためと、②読まれてもわからないようにするため、という二つの理由があるという。それが道三の系統の医師たちの間、つまり集団内で使われる字に発展し、特にその系統の岡本玄冶《おかもとげんや》によるとされる『衆方規矩《しゅうほうきく》』という医学書がベストセラーになると、そこに載っている一字銘も広まった。そうなるともはや秘匿する意味合いはなくなり、一字銘の利点は①の筆記の経済性（書きやすさ）がメインになっていった。その後、一字銘は江戸後期から使われなくなり、一九三六年に出版された『綜合薬用植物』には一字銘の一覧が載っているが、現在はおそらく使われていない。

「一字銘」のオーソドックスな作り方をまず見てみよう。一番簡単なのは、二文字以上ある生薬の名前を一字で代表するものだ。たとえば芒硝《ぼうしょう》は「芒」、葛根は「葛」とされる。ただこれでは対応できないものがある。白朮《びゃくじゅつ》と蒼朮、防已《ぼうい》と防風など、似たような名前の生薬もあるからだ。そういうときには別名を使うという手段がある。白朮と蒼朮であれば、蒼朮の別名である山精を利用して、白朮を「朮」、蒼朮を「精」というようにしたり、防已と防風であれば、防已の別名である解離、防風の別名である銅芸を利用して「離」と「芸」というようにしたり、といったぐあいだ。こうすれば区別することができる。

そこに加えるもうひとひねりとなると、偏《へん》や旁《つくり》を減らしたり増やしたりという工夫がある。減らすのは画数が減るのでいいが、増えるのは経済的ではない。そのため増やすのは「あえて難しく」という意識のなせる業か、それとも生薬名であることを示すための記号的な意味合いで付加したのかもしれない。偏旁などが減る例としては桔梗→「桔」→「吉」、薄荷→「苛（荷）」→「可」、麝香《じゃこう》→「麝」→「广」というものがあり、偏旁が増える例としては甘草→「甘」→「泔」、大黄→「虎（別名：無声虎）」→「滮」といったものだ。偏旁を追加するとなるともはや新しい字を造っていることになってくる。もちろん別の意味で辞書には載っているが、その意味とは全く別の文脈で生まれており、意味上の関係はない。

こうした工夫をさらにつきすすめると、最終的にこれらの字の組み合わせというところまで来る。そうなると見たことのない字で表されることになる。ただあまりにも意味のわからない字だと当初の①メモ書きのためという用途から外れるので、何の生薬かは復元できる形にはなっている。こういう合体した字の例をいくつか紹介する（資料はすべて京都大学附属図書館蔵。画像は京都大学貴重図書デジタルアーカイブより）。

1．麦門冬《ばくもんどう》（『丸散重宝記』）

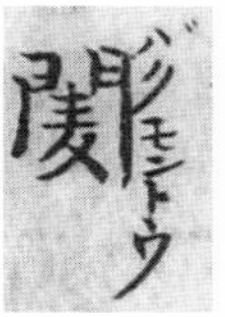

麦門冬には「門」という一字銘も使用されるが、これは麦と門とを合わせたもの。

2．紫蘇子（『薬種一字銘』）

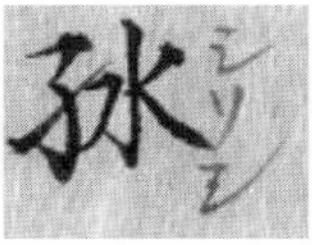

紫蘇子には「紫」「子」という一字銘も使用されるが、これは紫蘇子の別名水壮元《すいそうげん》の一字「水」と紫蘇子の「子」を組み合わせたもの。

3．玄参（『薬種一字銘』）

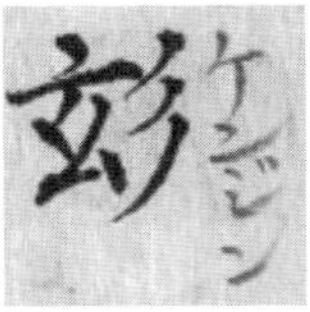

玄参には「玄」という一字銘もあるが、これはおそらく「参」の一部分「彡」と組み合わせたもの。

ここまで見てきた一字銘はどの医学書でも使われていたというわけではなく、一字銘を使うものもあれば、生薬名をそのまま記すものもあった。人によって、また一つの本の中でも一字銘が異なる場合があり、一つの生薬に一つの一字銘にはなっていない。渋江《しぶえ》抽斎《ちゅうさい》（森鷗外の小説にもなっている）により一字銘の研究書『一字薬名攷』が作られたり、他にも一字銘を集めた書籍が作られたりするくらいには、こうした対応関係は自明でなかったということになる。こうした書籍が存在することは、当初のメモ書きという用途からはさらにはずれて、一種の記号のように発展していることを示すと思われる。一字銘は書籍だけでなく、薬箱で生薬を整理するときにも使われていたのだが、考えてみると薬箱にラベル付けする作業はメモ書きではないし手早く書く必要がない。そこに一字銘が使われたことを考えると（省スペースという利点はあっただろうが）、さらに記号的な要素に近いのではないだろうか。

文字の組み合わせ方もさることながら、それをとりまく要因が秘匿性、経済性、記号というように変わっていくようにみえるところが、筆者はおもしろいと思っている。

二、田代三喜の奇妙な生薬名

漢方医学では、過去に生薬を漢字一字で表す、一字銘というものがあった。その始まりは戦国時代ころの曲直瀬道三のあたりからということであったが、その曲直瀬道三の師である田代三喜《たしろさんき》は、生薬をかなり変わった字で表現していた。生薬の一字銘は、その性質が秘匿性、経済性（書きやすさ）から記号的にと変遷したということをおおまかに確認したが、田代三喜は生薬を別の漢字で表現する最初期にあたる人物であるので、その流れでいくと、きっと秘匿性も強いものになっているはずであり、実際そうだった。

田代三喜は、室町時代から戦国時代にかけての医師で、漢方医学の中でも後世派《ごせいは》の祖とされる人物だ。明にわたって当時の医学を学び、日本に戻って曲直瀬道三に影響を与えた。

その田代三喜が生薬を表現した字は、もはや造字（作字）といったほうがいい。この造字は一字銘よりはるかに複雑なので、まずは実例をみてもらおう（次ページ図）。

別表　『三帰廻翁医書』中の作字と薬物対照表

作字	薬名	作字	薬名	作字	薬名	作字	薬名
[illegible]	独　活	[illegible]	升　麻	[illegible]	麻　黄	[illegible]	羌　活
		[illegible]	香附子			[illegible]	青　皮
[illegible]	続　断	[illegible]	葛　根	[illegible]	鶴　虱	[illegible]	木　瓜
[illegible]	知　母	[illegible]	防　風			[illegible]	杜　中
[illegible]	猪　苓	[illegible]	防　已	[illegible]	山茱萸	[illegible]	竜　胆
[illegible]	商　陸	[illegible]	細　辛	[illegible]	牛　膝	[illegible]	柴　胡
[illegible]	兎糸子	[illegible]	荊　芥			[illegible]	烏　薬
[illegible]	大腹皮	[illegible]	菊　花	[illegible]	常　山	[illegible]	天南星
[illegible]	沢　瀉	[illegible]	紫　蘇	[illegible]	莪　朮	[illegible]	薏苡仁
[illegible]	茴　香	[illegible]	前　胡	[illegible]	五倍子		
[illegible]	山　薬			[illegible]	瞿　麦	[illegible]	蘇　木
[illegible]	茯　苓	[illegible]	款冬花			[illegible]	槐　花
				[illegible]	牡　蛎		
[illegible]	阿　膠	[illegible]	益　智			[illegible]	枳　殻
[illegible]	丁　香			国緩	甘　草	[illegible]	桔　梗
[illegible]	蓮　肉	[illegible]	連　翹			[illegible]	桃　仁
[illegible]	白　朮	[illegible]	皂　莢	[illegible]	牡丹皮	[illegible]	半　夏
[illegible]	竜　骨	[illegible]	射　干	[illegible]	地　黄		

桜井（1997）152ページ より引用

どうだろうか、見たところ秘匿性は抜群だ。この造字だけをみて何の生薬かわかる人はまずいないだろう。表内の造字の字形は厳密ではないので大雑把に見てほしいのだが、よく見ると造字だけではなく「国」「緩」「児」など見たことのある字もある。そして造字の構成要素もある程度限られたものを使っていることがわかる。「木」「牛」「竹」「甫」「刂」「冂」「几」などだ。どうやらまったくでたらめに組み合わせているのではなさそうだ。

この字が田代三喜の著書『三《さん》帰《き》廻《かい》翁《おう》医《い》書《しょ》』に当然のように使われているのだが、その中でも「薬之部」と仮称される部分で、表のように生薬との対照が可能になっている。ただどうしてこのような字を使っているのかはこの部分を見るだけではわからない。その謎を解くには、『百一味作字《ひゃくいちみさくじ》』という別の書物が必要となる。森鷗外の作品「伊沢蘭軒《いざわらんけん》」で「其書ありといへども百味作字の一巻無《なき》とは薬名考べからず」と書かれているこの『百一味作字』には、造字と生薬の対照だけでなく、各造字の構成要素が何を指しているのかを教えてくれる。「薬之部」と『百一味作字』の内容を足し合わせると、『三帰廻翁医書』で田代三喜が述べた各生薬の薬効になっているというわけだ。すべてそろうことで造字を取り巻く世界がすっきり見えてくる。

具体例として鈴木達彦氏の著述中の例を引用する。生薬の一種である陳皮《ちんぴ》（みかんの皮）の造字は、このように書かれている。

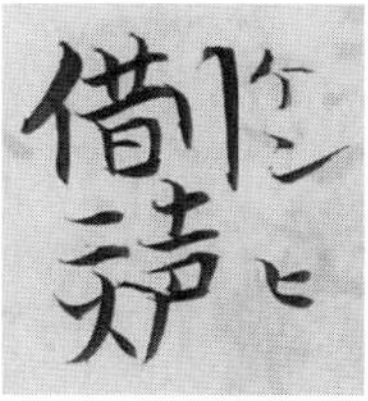
『百一味作字』（京都大学貴重資料デジタルアーカイブ）

『百一味作字』に「イハ気也。昔ハ散也。刂ハ痢也。二火ハ痰也。声ハ聲也」と記されていて、「陳皮は気の乱れからくる下痢を治し、痰を除いて声の出をよくする」と認識され作字をされたことがわかる。（鈴木（二〇一五）八四ページから引用）

ということになる。田代三喜の研究をしている研究者からは、薬名と薬効を結びつけることができる、医学の体系上で重要な意味合いを持たせているという評価をされているのだが、どうだろうか。情報伝達という点から見ると、田代三喜の思想をすべて理解している人にとってはそういう面もあろうが、習得の難しさや筆写の非効率性から見ると、秘儀的と思われてもしかたがない。

文字の造り方に目を向けてみる。おおよその造字法は、三段階ある。①生薬の薬効を表すキーワードを準備し、②キーワードを表す漢字の全部あるいは一部を構成要素とし、③それを組み合わせて二字にする、というようになる。

①もかなり恣意的だとは思うがここでは割愛して、②③を見てみる。②キーワードとその対となる構成要素は、数えてみると八十個近くあった。汗＝「干」、潤＝「壬」、補＝「甫」など偏旁の省略を行っているものが多い。しかし一対一になっていないところがあり、胃＝「土」または「田」、頭＝「豆」または「ス」というようにキーワードに対する構成要素が二種類あったり、「中」＝中風または中焦（五臓六腑の三焦の一部）というように構成要素に対するキーワードが二種類あったりする。このように構成要素の作り方といっても、一筋縄ではいかないところがある。ちなみに肺を「金」、胃や脾を「土」とするのは陰陽五行説によるものだろう。

③構成要素を組み合わせて二字にするのはさらに厄介だ。全体として漢字にありそうな組み合わせ方をしているのだが、同じ構成要素でも同じ組み合わせ方にならないところがある。黄柏《おうばく》、訶子《かし》、罌粟《おうぞく》のそれぞれ一字目に注目してみよう（次ページ図）。

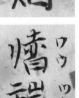

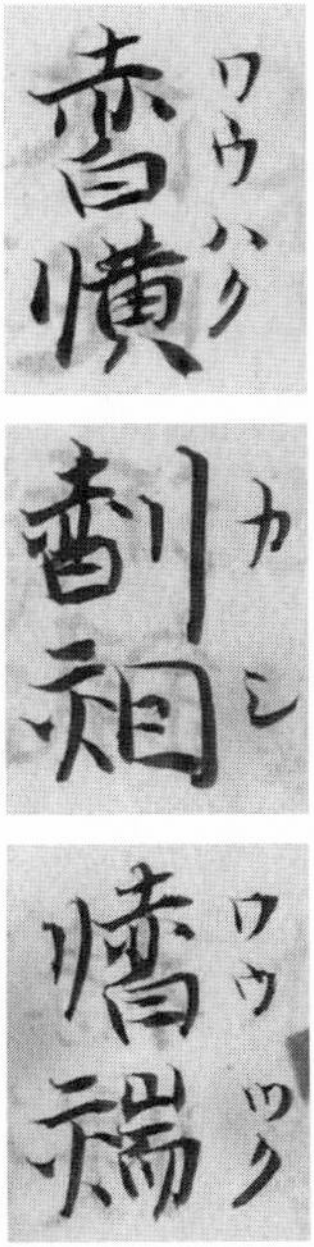

（『百一味作字』京都大学貴重資料デジタルアーカイブ）

これをみるとどれも「赤」「白」「刂」を使っており、意図するところも同じなのに組み合わせが違う。違う生薬なので違う字にするというこだわりがあったといえばそれまでだが、これを覚えるのは至難の業だろう。構成要素の組み合わせ方には確固たるルールがあるわけでもないようだ。

こうやってみると、造字の原理がわかってきても、なお難しい、体系的でないという印象をぬぐえない。薬効によって生薬を表現するという方法は画期的であったのだろうが、生薬から造字を連想することはかなり難しく、習得は困難だったのではないだろうか。

しかし、漢方医学の中では祖とされる人物だ。この造字の後世への影響を考えてみると、生薬を別の字で表現すること、偏や旁を省略したものを組み合わせる方法をとったこと、構成要素に陰陽五行説の影響があること、あたりがあるのではなかろうか。

田代三喜の造字のその後がわかるものに、『三喜一流』という一六五三年の記載のある備忘録のような写本があることが報告されていて、ある程度、造字も医療現場で使われていた可能性が示唆されている。しかしその頃、生薬の一字銘を載せた『衆方規矩』がベストセラーになり、使われるとしたら田代三喜の造字ではなくそちらの一字銘ということになっていったものと思われる。

三、文字も独特な安藤昌益

安藤昌益《あんどうしょうえき》といえば、江戸時代の思想家で、高校日本史の授業で習う人物だ。『自然真営道《じねんしんえいどう》』の作者であり、「直耕」などをキーワードに農業を基本とした社会を提唱した。安藤昌益は青森県八戸で開業していた医師であって、時は江戸時代のなかでも『解体新書』が世に出る少し前にあたる。西洋医学の本格的な流入を前にして、これまでの東洋医学から独自の医学を展開した安藤昌益は、実は文字の方面でも独特な考えの持ち主であった。

『自然真営道』の第一～三巻に「私制字書」というものがある。きわめておおまかに言うと昌益の手による漢字字書なのだが、ふつうの字書ではない。漢字字書でありながら漢字否定・制限を目的とする奇妙なものなのだ。昌益は、階級がなく全員が生産活動に従事する社会をよしとして、支配階級を批判していた。文字や漢字は支配階級によって造られたものなので、漢字の背後には支配階級がもつ差別意識が潜んでいる、つまり漢字は廃止あるいは制限すべきだという論理のようだ。当時定評のあった字書『字彙』すらも字解（文字の成り立ち）を述べていないからという理由で罵倒してしまって、今度は自ら最少限度の字の成り立ちを説き示すことで漢字に潜む支配階級の差別意識を暴いていった。昌益のいう「成り立ち」にはこじつけのようなものが多いのだが、支配階級の造字論理を、皮肉をこめて批判していると思えばまだ納得できる。そして昌益は自身の思想を表現するために独自の造字や造語を行っていった。しかも、その数は歴史的にもみてもかなり多いほうだったようだ。笹原宏之氏が「私制字書」の造字について分析を行っており、「昌益の独自の字源解釈、字体の改造とともに、漢字を恣意的に玩弄するような態度による、漢字の増加の跡を嘲笑した造字であったということもできよう」と考察している。

そんなちょっとひねくれたところのある昌益は、医学に関しても造字を行っていた。『統道真伝』人倫巻という、昌益の思想の中でも中期にあたる著作で、人体の臓器を五行説で解説している。まずはどういうものか次のページを見ていただこう。

この造字について『安藤昌益全集』の解説文には「五行論の屁理屈の行き過ぎたもの」「ただ珍奇・繁雑」などとずいぶんと悪しざまに書かれている。昌益本人でさえも後期の思想に至るとこの造字を使わなくなってしまったという代物だ。昌益に影響を受けた人々の著作に昌益の造字が継承されることもあったが、図の造字は継承されなかったようだ。かなり機械的な造字と安直な読み方に見えるが、どうしてこういうことになってしまったのだろうか。

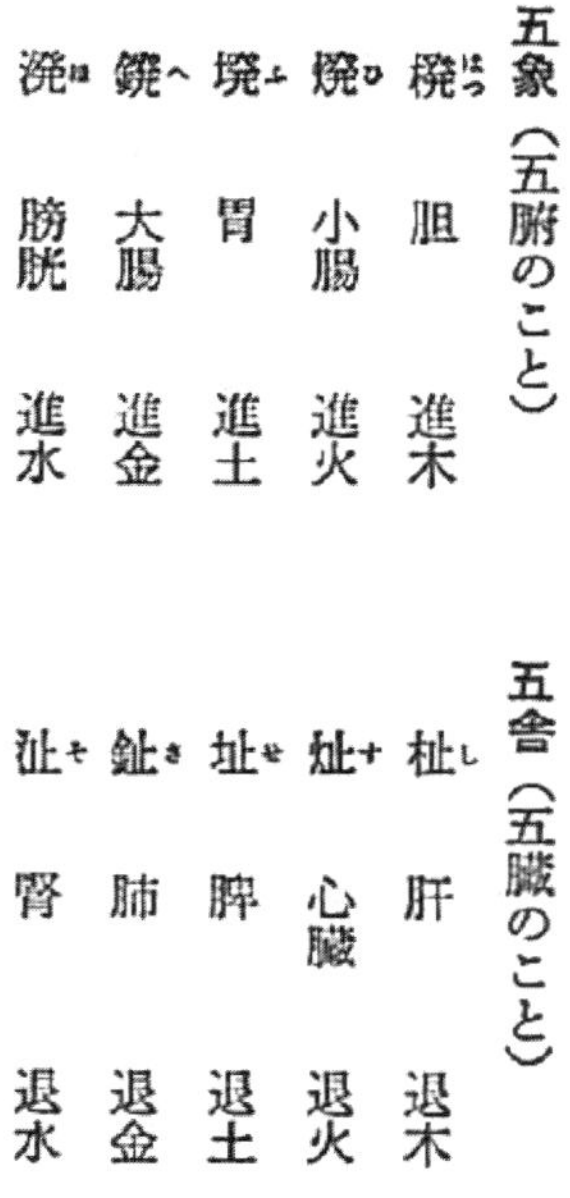

『安藤昌益全集　第10巻』（解説30ページより引用）

この「五象五舎」とは、いわゆる五臓六腑の説に相当する昌益の内臓観を示したものだ。五臓六腑を陰陽五行説で説明すること自体は、昌益以前から行われていたことで、とくに問題はない。昌益は当時「五行」にこだわり「五」という数字にこだわっていたので、六腑ではなくて実は五つなのだとした。なじみのある「肺」や「胃」などの字は、先ほどの論理と同様、支配階級が造った「誤った」字なので、代わりに自ら作ったというわけだ。昌益の思想のキーワードの一つに「進退」というのがあって、これをそれぞれ「進」→「発」、「退」→「止」と言い換えて、そこに「木火土金水」の五行を偏として組み合わせてできたのが、これらの字ということになる。

字の形はそれでいいとして読み方も気になるところだ。「はひふへほ」「さしすせそ」というあまりにも安直な読みはどこから来ているのか。「発」「止」のそれぞれの音読みから「は（つ）」つまりハ行と、「し」つまりサ行を取り出して、あとは木火土金水の順番に当てはめたといいたいところだが、そうすると「さ」と「そ」が入れ替わっていて合わない。実は、昌益は一時期徹底的に五行説と「五」の数字にこだわっており、他の著述で五十音にも五行を当てはめていた。たとえば「あ」段は木、「い」段は金、「う」段は水、「え」段は火、「お」段は土とし、さらに「さ」行は木、「は」行は水というように当てはめて、五の倍数（五十音は五×一〇ということになる）で説明しようとしていた。しかし五十音と五行説の組み合わせで造字の読みを説明しようとしても、やっぱりまるでかみ合わない。『安藤昌益全集』の解説の言うように、まじめに追及しても仕方がないということなのだろうか。

さてこの安藤昌益の造字は、まったくの独創なのか、それとも時代の要請を受けたものなのだろうか。昌益は「禽獣草木虫魚性弁」という資料の中で、生薬の一字銘を使っていることが笹原氏によって指摘されている。また田代三喜（昌益当時の医学の源流に当たる）は、その著作中で造字を行うにあたって構成要素に五行説にもとづいた変化を加えていた（肺→金など）。すると昌益は五行説にもとづく造字ということにまったく無縁だったわけではなさそうだ。山崎庸男氏は、昌益の医学思想についても当時の医学界の背景を分析することで、昌益も「時代の人」であった分析している。

時代背景から得られたこだわりをとことんつきつめ、そのこだわりを造字や造語というかたちでとことん反映させた、昌益の執念めいたものが感じられる。

四、漢字を再利用した大槻玄沢

ここからは西洋医学と漢字のかかわりを見ていこう。

現在、ほとんどの医学用語は漢字二字以上で表されている。漢字がずらりと並ぶ長大な用語も難しく見えるが、すでに廃れてしまった用語を調べていると、漢字自体が難しい、見慣れないものが多いことに気づく。西洋医学の用語は、西洋医学が日本に入ってから生まれたものも多いので、何か難しい漢字を使う理由があったに違いない。調べてみると、先人たちはでたらめに難しい字を使っていたわけではなく、もちろんのことながら、そこにはある程度パターンがあった。

難しい漢字が使われやすい状況として、医学用語を漢字一字で表現するという場合があるので、これを掘り下げていくことにしよう。西洋医学の概念を漢字一字で表すことについては、沈国威氏の研究があり、表したい意味と漢字の関係から、分類を行っている。沈氏の分類をアレンジして、筆者は以下の四つに分けて考えている。例に挙げている字は見慣れないと思うが、どれも後でそれぞれ取り上げる。

①もともとある漢字語に対応するものがあって、それを使用するもの。【例】肺、骨

②あまり使われなくなった字を使い、その字のもともとの意味を拡張して使用するもの。

【例】腱、腘（キリール、腺の意味）

③あまり使われなくなった字を使い、その字の意味を無視して、会意文字のように再解釈して使用するもの。【例】腟、臞（腺の意味）

④新しく字を造るもの。【例】腺、膵

①から④は、まったくばらばらの四つではなく、緩やかにつながっている。例えば①の肺を例にとると、漢方医学でいう「肺」と西洋解剖学でいう「肺」は、機能や背景思想などを含めるとぴったり一致するわけではなく、多少のずれがある。使い古された言葉だと新しい概念との意味のずれがどうしても生じてしまい、混乱しやすくなる。そこで、あまり使われない字を引っぱり出してきて使うのが②だ。そうすることで、あまり使われない元の字の意味との差をぼかすことができる。

「あまり使われない」も「意味のずれ」も程度問題なので、①と②の違いはあいまいだ。しかし、人体を表す字の数にも限界があるので、元の字の意味を無視して会意文字のようにして意味を与えるのが③、もともとあるかどうかにこだわらなくなると④というようになる。

だれもが①から④すべてを駆使して翻訳しているわけではない。おおざっぱにいって、杉田玄白らによる有名な『解体新書』は基本的に①を、杉田玄白らの弟子にあたる大槻玄沢《おおつきげんたく》の『重訂解体新書』（一八二六年刊）は①の他に②、③を使う。一方で同じ時代の宇田川榛斎《うだがわしんさい》の『医範提綱』（一八〇五年刊）では②、③を避けて、主に①と④を採用した。安藤昌益は③か④かを気にせず字を使っており、後に述べる野呂天然《のろてんぜん》は②と③を突き詰め、海上随鷗《うながみずいおう》は④（一部③を含む）に突き進んだ、といえるだろうか。同じ蘭学の時代であっても、方法は人によってさまざまだった。現代に残っているのは①が大多数なので、②、③、④の多くは廃れてしまったことになる。このうち②と③に共通するのは、「あまり使われなくなった字」を使う、つまり漢字を再利用する、ということだ。

大槻玄沢は、杉田玄白、前野良沢の弟子にあたる。「玄沢」の名前は「玄」白と良「沢」から一字ずつとったといわれることがあるが、杉本つとむ氏によればそうではなく、故郷岩手県一関の地名「黒沢」をもとにしてつけたと、玄沢自ら述べていたようだ。玄沢は芝蘭堂《しらんどう》という塾で多くの門生を育て、『蘭学階梯《らんがくかいてい》』という入門書を書いた。また杉田玄白から『解体新書』の改訂を頼まれ、

『重訂解体新書』を世に出した。その改訂作業の中で『解体新書』で使われた訳語をブラッシュアップしていて、その訳語の多くは後世にも残ることになった。張哲嘉氏によると玄沢は、医学書をふくめて漢籍をかなり網羅的に探し、ふだん使わないような言葉まで探し出して訳語にあてていたようだ。その作業の中で、使われなくなった漢字の再利用が行われていた。

玄沢がどんな字書をみながら漢字を再利用していたのか、いくつか具体的に見てみよう。

【肊】

「肊」は「肋骨の間の肉」の意味で使われており、「字書於力切。胸肉也」と字書の記述を引用している。どの字書なのか探してみると、『康熙字典《こうきじてん》』『正字通《せいじつう》』『五音篇海《ごおんへんかい》』など多くの字書には「胸肉」ではなく「胸」や「胸骨」と載っている。しかし明代の『字彙《じい》』という字書を見ると「胸肉」とあり、玄沢はこれを引用したのだろうとわかった。表したい意味に合わせるために、同じ字でもいくつも字書を引いて、ちょうどいい解釈を探していたのだろう。

【䏶】

「䏶」は乳頭、つまり乳首の意味で使われている。大槻玄沢が『玉篇』という字書を引用しているので、当時広く使われていた宋代の増補版である『大広益会玉篇《だいこうえきかいぎょくへん》』を見たが「𦛗」が載っていない。さらに調べると、この字は毛利貞斎《もうりていさい》の『増続大広益会玉篇大全』（一六九二）に「チ」「チクビ」の訓とともに載っていた。この書は『玉篇』以外に数多くの字書などを参考に作られたもので、「𦛗」は参考にされた書籍のうち『字彙補』という字書などから採られたもののようだ。とすると出典を「玉篇」とするのは妥当なのか微妙なところだ。『康熙字典』や『字彙』などの字書には、この字が載っていないか、この意味は見いだせないので、これもわざわざ探し出して使ったものなのだろう。

【㲻】

「㲻」は「乳汁」の意味で使われている。大槻玄沢は「字書」と「左伝（『春秋左氏伝』）」から「楚人謂乳為㲻（楚の人は乳を「㲻」という）」という文言を引用しているが、『春秋左氏伝』の該当箇所（宣公四年）には「楚人謂乳穀」とあるので、張氏はこれを誤りだとしている。この記述は『正字通』という字書に見つかった。『正字通』には「一説左伝楚人謂乳為㲻」と載っており、「㲻」を乳汁とする意味も載っている。他の字書では「㲻」の意味を「水の名」などとしていて、「乳汁」の意味は載っていなかった。

ちなみに『正字通』では、『春秋左氏伝』の文言について「㲻一作穀」といい、「穀」とも書くことを示している。「⿰氵乳」と「㝅」とは、音が同じであり、『説文解字』には「㝅」に乳の意味が載っているので、このように書かれているのだろう。段玉裁《だんぎょくさい》が記した注釈書『説文解字注』では、「左伝曰、楚人謂乳㝅、〔中略〕漢書作穀、〔中略〕皆非也」といい、『漢書』では「穀」と書くが、そうではなく「㝅」だということを述べている。これで「穀」と「⿰氵乳」とがつながり、『正字通』が大きく外れたことを言っていたわけではなさそうだということがわかる。玄沢がどこまで把握してこの字を使ったのかはわからない。さんずい＋「乳」なので、字面から「乳汁」の意味を連想しやすい字であり、そこからちょうどいい記述を探したということかもしれない。

【膣】

「膣」は「肫（膵臓のこと）」「⿰月羅（腺のこと）」とともに、玄沢が採用した数少ない③の例だ。「膣」「肫」「⿰月羅」はそれぞれ「肉が生ずる」「鳥の胃」「ロバの下腹の肉」といった意味のある字だが、旁をそれぞれ「室（さや）」「屯（あつまる）」「羅（水羅：ふるい）」のように意味を持たせて会意文字のようにとらえなおしている。「膣」の字の歴史については第三章で述べるので、ここでは音読みについてみると、玄沢は「膣」を「シツ」と読ませている。字書では、『字彙』『正字通』によると「シツ」だが、『康熙字典』『五音篇海』によると「チツ」となる。玄沢は「シツ」を選んだ理由を明らかにしていないが、「月（肉）＋室」の会意という解釈をしたため「室（シツ）」に合わせたのではないかと考えてしまう。

大槻玄沢は、漢字を再利用するにあたって、字書のオーソドックスな解説を参考に訳語を造るものもあった（「腱」など）。しかし右の例をみると最終的に参考にしている字書はばらばらだ。たくさんの字書を見比べて、自分の表現したい意味に近いものが一つでもあれば、それを使っていくというスタンスをとることもあったようだ。逆にそこまでしないと、既存の字を使って翻訳するのは困難だったということかと思う。既存の漢字語にこだわるのは、訳語の正当性、伝統とのつながりをアピールできる大原則であったことを沈氏は指摘している。これら漢字の再利用の努力は、結局のところほとんど報われなかったが、その苦心をしのぶことはできるだろう。

五、漢字の再利用にこだわった野呂天然

難しい医学用語を使った人物として、一般的には知られていない江戸時代の医師、野呂天然《のろてんぜん》をとりあげよう。

野呂天然（一七六四―一八三四）は、大槻玄沢や宇田川榛斎とおおよそ同年代の医師で、はじめ今の岡山県で地方役人をしたのち、医学へ転向したという経歴を持つ。学問の系統の詳細はわかっ

ていないが、少なくとも宇田川榛斎とは接触していたようで、彼の「腺」や「膵」という造字を一時的に使用した形跡もみられる。医学の他に仏教、神道、オランダ語、そして漢字に関する著作が

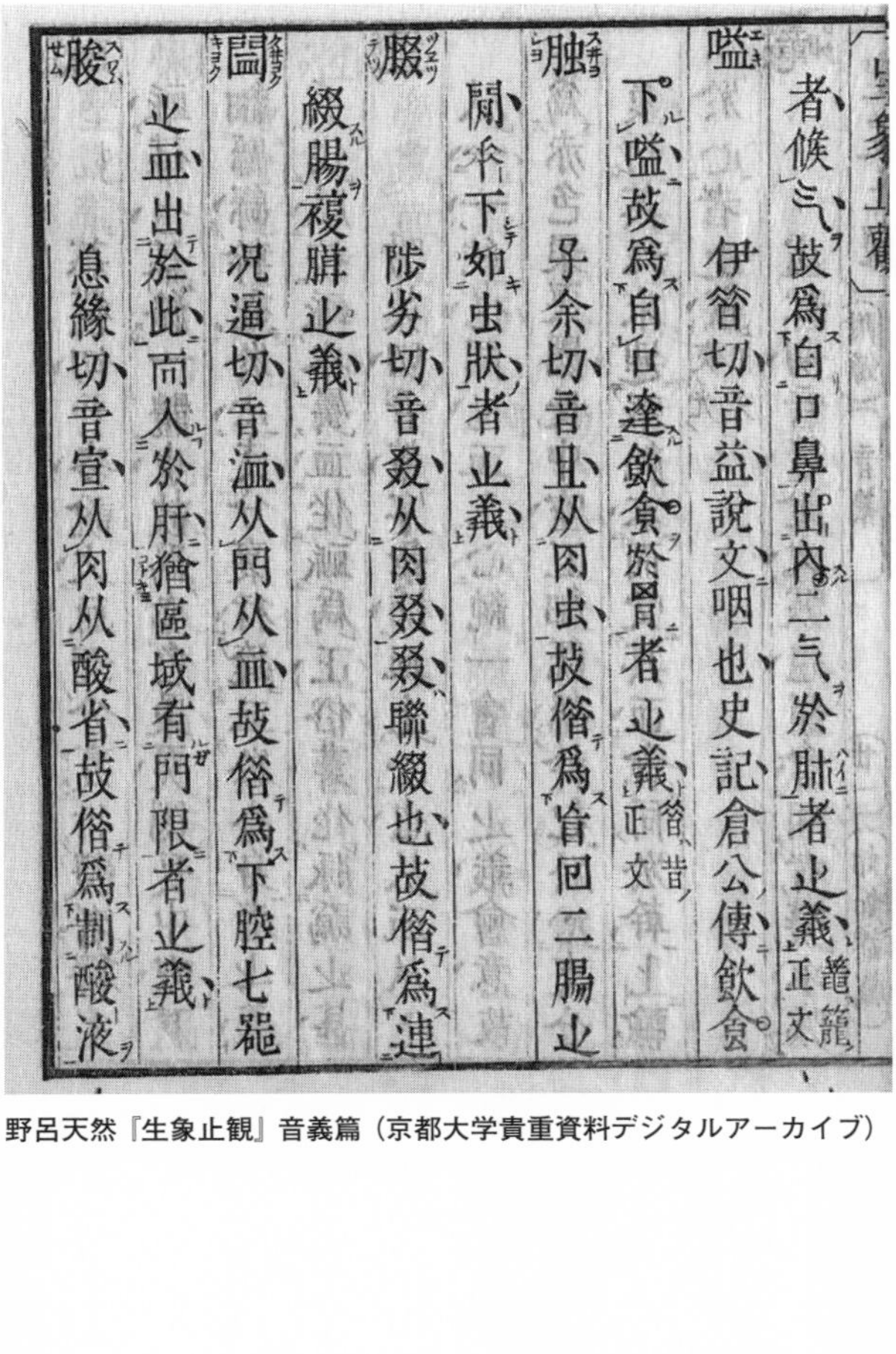
嗌 者候〻气故爲自口鼻出内二气於肺者止義 篭籠正文
伊畨切音益説文咽也史記倉公傳飲食下嗌故爲自口逢飲食於胃者止義 畨昔正文
触 子余切音且从肉虫故俗爲肓回二腸止鬧乖下如虫狀者止義
腏 陟劣切音叕从肉叕叕聯綴也故俗爲連綴腸複腁止義
閪 況逼切音洫从門从血故俗爲下腟七罷止血出於此而人於肝脩區域有門限者止義
腠 息緣切音宣从肉从酸省故俗爲制酸液

野呂天然『生象止観』音義篇（京都大学貴重資料デジタルアーカイブ）

あり、かなり博学であったようだ。その天然の医学用語は、使われなくなった漢字を転用する方法をとることが多かった。また医学用語以外の地の文には、篆書のような複雑な楷書を一部に用いていて、パッと見て難解な書物になっていた（前ページ図を参照）。そのため、次に取り上げる海上随鷗と並んで、極端に難しい医学用語を使った人ととらえられている。どうしてこうなったのだろうか。

野呂天然が、難しい字を使う本領を発揮したのは、主に『生象止観《せいしょうしかん》』という解剖学の書籍だ。それによると野呂天然は、松井羅洲《まついらしゅう》という人物から影響を受けているという。この松井羅洲というのは易学者として名をはせた人で、野呂天然と同時期に大阪や京都にいたと思われるので、両者が接触していてもおかしくはない。松井羅洲には易学の著作が多く残るが、その中に『善工利器《ぜんこうりき》』という漢字についての著作もある。この著作のおおよその主張はこうだ。昔の易経（中国の重要な古典である四書五経のひとつ）が作られた時代には、文字は物事を正しく表していたが、時代とともに字の形とその音、意味もが崩れてしまったので、文字の形をみても文字の意味がわからなくなっている。だから、正しく表されていた時代の易の観点から字の成り立ちを改めて解説するというものだ。崩れる前の字の形の代表が篆書（現代では印鑑などで使われる書体）なので、篆書のような楷書で書かれている。そしてその成り立ちというのは六書でいうと会意（もしくは会意兼形声）がほとんどだった。つまり野呂天然は、今では形声文字と考えられる字の多くを、会意として解釈する考えに影響を受けていたということだ。

そうした考えに接したからなのか、野呂天然の医学用語の翻訳方法はかなり独特なものになった。西洋の概念にぴったり当てはまる漢語がないことは野呂天然も認めている。しかし、字を造るという行為は、昔の聖人たちが行ったことなので、そうではない一般人が字を造るのは罪だという。また二文字以上の漢語で翻訳することは繁雑になるといい、音訳するのは単に不勉強だからだといい、さらに一字に翻訳しているものも間違いが多いという。同時代の蘭学者をほぼ敵に回すような言い方だ。野呂天然は遠慮なく人を批判したために、世間から避けられていたようであり、ここにもそれが表れているだろう。ただ、こうして批判対象を列挙することは、同時代の翻訳の方法を俯瞰する貴重な発言にも思う。

では、野呂天然はどうしたのかというと、ふだん使われないような漢字一字を「転用」した。字の意味から派生できるものは借用して医学用語の意味をもたせ、そうでないものは「やむを得ず」会意の方法で字を再解釈して転用したという。大槻玄沢の項でみた翻訳方法の②と③にあてはまり、野呂天然は大槻玄沢よりも少し後に著作を残しているので、方法として目新しいものではない。しかし他の方法を批判していたので、その数が突出して多く、一〇〇字以上は使っていた。いくつか例を見てみよう。

【嗅】

字書をひくと「かかあ」と読まれることのあるこの字は、「鼻のあな」の意味で使われた。野呂天然は、字書に載っている字音（音読み）を引用し、中国にある字であることを示したうえで、「口」と「鼻」で構成されているので、「鼻のあな」の意味で使うことを述べる。字書にその意味は載っていないので、天然が会意的に解釈して意味を与えたことになる。そもそも「やむをえない」漢字の転用をしてまで一字で表現する必要のある概念なのか？という素朴な疑問がわく。

【腱】

「アキレス腱」の意味で使用しているのがこの字だ。『康熙字典』では『集韻』という韻書の「足跟筋也（跟はかかと）」という記述を引用している。こうした字書類に載っている意味を踏まえて、かかとの上の大きな靱帯、すなわちアキレス腱という意味の医学用語として転用していた。

【閪】

「門脈（小腸などの血液を肝臓に送る血管）」の意味で使用しているのがこの字だ。門脈の意味のオランダ語poortaderはpoort（門の意味）とader（静脈の意味）に分けることができ、「門」と「血」管（＝静脈）という形で、ちょうどこの字に当てはめたということになる。上二つの字と違ってこの字の場合は、オランダ語が介在しないとこの意味の持たせ方は生まれなかったと思われる。

こういった字を便利とみるか、ややこしいとみるか。こうしていくつか例を見るくらいなら、覚えられそうと思うかもしれないが、こういった調子で一〇〇字ほど難解な字が使われると、当然のことながら、覚えづらい。同音異義の字が発生する問題も抱えることになるだろう。

ちなみに代表的な著作『生象止観』にも、二字以上で訳された医学用語はあり、また野呂天然の晩年の著作では、読んでもらえるようにふつうの字体で書かれたものもあった。こうした難解な訳し方、書き方をつらぬき通すことの限界も認識していたのだろう。しかし結局、野呂天然の医学用語は、一部が弟子の但馬天民《たじまてんみん》の著作に使われているものの、そこで途絶えてしまったようだ。野呂天然のオランダ語の知識や内科診断学の知識を評価する研究もあるので、用語のせいでそういった知識の共有がされにくかったとしたら、すこしもったいないと思う。

六、体系的に字を造ろうとした海上随鷗

難しい医学用語を使った江戸時代の二大巨頭のもう一人、海上随鷗《うながみずいおう》という蘭学者について取り上げよう。海上随鷗は野呂天然と並んで、かなり独特な医学用語を使っていた。その用語は、同じ時代の用語からはかなりかけはなれたもので、随鷗独自に体系的に造ろうとしたものだった。

海上随鷗が書いた医学書はいくつか残っているが、未完であるか一部しか残っていないかで、全貌がわからない。しかも大槻玄沢や野呂天然とは違って、難解な用語を使っていても、それがどういう意味なのか、どういう意図で造ったのかを示す資料が十分に残っていない。さらに、著作によって同じものでも違う用語を使うことがあった。以前筆者は、随鷗自身や弟子が書いた医学書から用語を集めてみたところ、一〇〇〇字以上の字を駆使していることがわかった。野呂天然と一つ桁が違う。その後も未報告や未調査の資料があることがわかったため、現在もロゼッタストーンを解読するような気持ちで、少しずつ海上随鷗の造字の解明をしようとしている。

海上随鷗の用語は、大槻玄沢や野呂天然がなんとかして既存の字の再利用で表現しようと苦心していたのとは対照的に、新たに字を造ることをいとわないスタイルだった。そのため字書をみても

構成要素	カテゴリー	例
行	動脈	[illegible]（冠動脈）
肻	静脈	[illegible]（肺静脈）
白	神経	[illegible]（視神経）
囟	脳	[illegible]（大脳）
竹	管	[illegible]（卵管）

構成要素	カテゴリー	例
冎	骨	[illegible]（恥骨）
丩	筋肉	[illegible]（梨状筋）
勹	膜	[illegible]（腸間膜）
走	腺	[illegible]（扁桃）
髟	線維	[illegible]（神経線維）

海上随鷗の用語に使われる字とその構成要素の具体例（西嶋（2020）9ページ表2を改変）

載っていないものばかりなのだが、それでも字の造り方は多くの字で共通していた。それは、「神経へん」「静脈へん」「膜がまえ」のように、漢和辞典の部首のような形でカテゴリーを作って字を造るというものだった。

具体例を見ていこう。上の表はカテゴリーを表す構成要素とそれを使った字の例を挙げたものだ。まずは辞典でいう部首にあたるところ（表の「構成要素」）をみると、ふつうの辞典にある部首と形が共通しているものもあっても、意味合いが異なっている。「勹」からは「包」そして「膜」が、「竹」からは「管」を連想できなくはない。しかし「白」から「神経」、「行」から「動脈」は何を表すか知らないと類推はまず無理だろうし、「丩」や「肻」に至っては形自体なじみがないので何を表しているのが初見ではわからないだろう。こういった構成要素とそれが表すカテゴリーの関係は難しいが、理由が推測できるものもある。例えば「走」（「走」と似ているが異なる）は、腺の機能を「ふるい」にたとえるところから、「簁（ふるい）」という字の一部を使ったものと考えられている。

カテゴリーと構成要素の関係のところだけでつまずいてしまいそうだが、表を見ていただいたらわかるように、カテゴリーを表す構成要素にもう一つ字（またはその部分）を組み合わせている。「⿱囟大」（大脳）、「⿱骨耻」（恥骨）は現代の用語から見てもわりと素直な組み合わせ方に見える。「⿱竹叭」（卵管）、「⿰骨走」（扁桃）は一見わかりにくいが、当時の訳語がそれぞれ喇「叭」管、巴旦「杏」核キリールであることから、訳語のうち一文字を使っていることがわかる。「科」、「⿰角市」の場合は「梨」状筋、「肺」静脈の一字のうち更に一部分のみを使っている。

では随鷗は、随鷗の時代までに作られた既存の用語をこねくりまわして一字にまとめていただけなのかというと、そうとも言えない。例えば「恥骨」のオランダ語について、『重訂解体新書』では意味を「恥」や「羞」と解釈して、「羞骨」という用語を使っている。現在でも使われる「恥」の字を用語に使ったのは随鷗がおそらく最初だ。また「腸間膜」（腹腔内で小腸を包み、支えている薄い膜）のオランダ語には「受」けるという意味合いは含まれていない。腸間膜は、小腸から栄養を「受」けとる血管などが走っている部位であり、海上がこうした機能を考えてこの「受」を要素に使った可能性がある。そして、「大脳」をはじめとして脳の部位に関する用語は、オランダ語に「脳」関連の言葉が入っていなくても、随鷗が脳の部位と判断すれば脳を表す「囟」をくっつけて用語にしていた。

このように随鷗は既存の用語だけではなく、自らオランダ語の意味を考えて構成要素を造っており、しかもオランダ語を単純に翻訳するのではなく、解剖学の体系を体系的な造字法で表現しようとした、とでもいえるくらいに工夫をしていたようだ。

海上随鷗のこういった用語の造り方の大原則は、これまでの用語とはかなりかけ離れていた。同じく難解とされる野呂天然がかわいく思えてくるほどだ。しかし、実はこれと似たような字の造り方は、清朝末期の博医会《はくいかい》という組織が医学用語を翻訳するときに一部で行っていた。時も場所も違うので、おそらく影響はないのではないかと思うが、類例があるということは随鷗の発想があまりに突飛というものではなかった、ということになるだろうか。

七、海上随鷗のアイデア造字

海上随鷗の造字は、神経や膜、動脈などのカテゴリーを表す構成要素を使って、体系的に造ろうとしていた。一見して合理的な考え方のようにも思えるが、複雑な概念を一文字にまとめるというところに、どうしても限界があった。骨にしても神経にしても筋肉にしてもかなりの数があるので、一字にまとめようとしても、それぞれを表現しわけるのが難しいからだ。

システマティックに見える造字だが、数が多くなると、限界もみえてくる。そこで、資料が比較的残っている筋肉の名前を例に挙げて、海上随鷗の造字の限界と、造字の体系から外れたアイデア造字の例を見てみよう。

海上随鷗の用語に入る前に、現代の筋肉の名前を見てみると、名前の付け方にもいくつか種類があることがわかる。「大胸筋」「口輪筋」「胸鎖乳突筋（胸骨、鎖骨、乳様突起の間にある）」のように筋肉が存在している場所で名前を付けているもの、「大菱形筋《だいりょうけいきん》」「三角筋」「僧帽筋」のように筋肉の形を別のものにたとえて名前を付けているもの、「小指伸筋」「肩甲挙筋」のように部位と機能を組み合わせるものなどだ。もちろんこういう名前は、もとのラテン語、オランダ語などから翻訳しているものだ。

これらを一字で表現するとした場合、場所や形から名前ができているものは、それを表す字を使えばいいのでまだ表現しやすい。しかし、部位と機能を組み合わせるものは、かなり工夫しないと表せない。筋肉の機能として多いのは、腕や指の関節などを伸ばしたり曲げたりすることであり、総称して「伸筋」や「屈筋」と呼ばれる。なので「〇〇伸筋」「〇〇屈筋」という名前の筋肉は複

海上の用語	現代の用語
⿰申丩	上腕三頭筋の内側頭
⿰正丩	上腕三頭筋の長頭
⿰伸丩	短趾伸筋
⿰延丩	長趾伸筋

表.「伸筋」を表す海上随鷗の用語の例

数ある。そのため、筋肉の名前を一文字で表すとしたら、伸筋か屈筋かを区別したうえで、どこにあるのかという情報を全部一字で表現することになる。これは至難の業だろう。

実際、海上随鷗は、これを解決できなかった。表の「伸筋」の名前を例に見てみよう。「上腕三頭筋」というのは二の腕の、力こぶを作る方ではない側の筋肉で、肘を伸ばす働きがある。筋肉の片方の端が三つに分かれているので「三頭筋」という名前がついているが、機能的には伸筋に属する。下の二つは足の指を伸ばす筋肉だ。海上随鷗の用語を見ると、筋肉を表す「丩」という構成要素に組み合わせられているのは、「伸」「延」とその一部だ。ということは、この四つの筋肉の名前は、海上随鷗の用語だと「伸筋」ということしか表しておらず、「どこの」伸筋なのか字面からわからない。このあたりが海上随鷗の用語が越えられなかった限界だったのだろう。

海上随鷗の用語の限界は、これだけでなく、同音異義語が多発するという問題や、そもそも一字ずつ表現するには筋肉そのものの数が多すぎるという問題もあった。海上随鷗もこの限界はさすがに意識していたと思われ、別の著作では筋肉の名前を二字で表すこともしていた。それ以外に、この限界をなんとかすりぬけようと工夫しているアイデア造字もあったのでいくつか紹介する。

海上の用語	現代の用語
〓	顎二腹筋
〓	上腕二頭筋
〓	上腕三頭筋

表．造字法に一工夫がみられる例

上の表の三字が表している筋肉は、一般的な筋肉とくらべて特徴的な形をしており、現代の用語にもそれが表れている。顎二腹筋は、顎の下のところにある筋肉の一つで、真ん中の腱をはさんで筋腹（筋肉の中央の膨らんでいるところ）が二つあることから、この名前がある。上腕二頭筋は力こぶを作る時の筋肉で、先ほど述べた三頭筋と同じように、片側が二つに分かれているのでこの名前がある。この知識をもとに、海上随鷗の造字を見てみると、まず、どれも筋肉を表す構成要素「丩」を含んでいる。ここまでは他の海上随鷗の造字法と同じだ。「〓」から「丩」を引いた残りの部分が何を表しているかを考えてみると、「肉」が二つ合体したような形に見える。「肉」が二つで、筋腹が二つであることを表現しようとしたのだろう。「〓」「〓」の方はもっとわかりやすいだろう。「ム」の数が、「二」頭、「三」頭の数に一致している。おそらく「ム」自体には、意味をもたせていなかったのではなかろうか。これらは、漢字の意味をそのまま使うのではなくて、並べることで意味を持たせる「林」「森」のような造り方をしているところに工夫がある。

結局のところ、どれだけ工夫をしても一字である以上は、そこに盛り込める情報量は限られているので、限界はあった。とはいえ、成功したか失敗したかに関わらず、これらは新しい概念をなんとか漢字の形に落とし込もうとしたこだわりの結果だったといえる。

八、漢蘭折衷の医師たちがつかった用語の漢字

蘭学の時代には、西洋医学の概念を翻訳して、新たな漢語や字を造るものもあったが、基本的にこれまでの医学、つまり漢方医学で使われていた用語は、そのまま使うようにしていた。蘭学の著作を書いていた医師たちも、漢方医学は前提として身に着けていた。その中でも学問として西洋医学と東洋医学を融合するという観点があるものを漢蘭折衷派といい、野呂天然や海上随鷗もその一部に数えられる。折衷しようとすればするほど、既存の漢字や漢語と、西洋医学とのはざまでどう工夫して表すかが問題となってくる。ここでは、野呂天然や海上随鷗以外にさらに二人の漢蘭折衷派の医師たちによる用語を見てみる。

一人目は三谷公器《みたにこうき》（一七五五―一八二三）。本草学者として有名な小野蘭山《おのらんざん》の門人であり、一八一三年に『解体発蒙《かいたいはつもう》』という解剖学書を書いた。一八一三年というと、『解体新書』（一七七四）や『医範提綱』（一八〇五）よりも後のことになる。『解体発蒙』は多色刷りの解剖図のあとに解説文があり、漢字には右側に読みがな、左側に訓（意味）をつけており、読者には親切な作りになっている。三谷は実際に解剖にも参加し、『解体新書』から西洋医学の知識を得たうえで、東洋医学の五臓六腑の説との融合を図っており、例えばそれまであまり認識されていなかった膵臓は六腑の一つ三焦（三膲）のうち中焦（膲）だとしている。全体として、西洋医学の内容は漢方医学で以前から述べられていたことだ、というスタンスをとっている。

この『解体発蒙』の用語は基本的には肝、肺などの五臓六腑や、門脈のような『解体新書』の訳語を用いていた。既存の用語であっても、例えば「肺」についての説明では、「フクフクシ」という古訓、「アヲギモ」という今訓、「ロンゲン」というオランダ語を挙げ、肺という字の詩経での用例を挙げるなど、多方面から用語を紐づけようとする試みがされていた。他に特徴的な用語としては、「䐃」（キリイル）がある。これは漢字の再利用を行ったもので、現代でいう腺を表す。腺についての項目（第三章125ページ参照）にも述べるが、この字は大槻玄沢も使ったもので、三谷もそれを参考にしたのかもしれないが、「機里爾《キリール》ハ即チ経ニ所謂ル䐃ナリ」と端的に述べており、どこまで把握したうえでのことかはわからない。しかしこの字は『解体発蒙』を簡潔化したものとされる小出君徳の『導家私録《どうかんしろく》』にも現れるので、ここに挙げただけでも三人の用例があることになる。

二人目は石坂宗哲《いしざかそうてつ》（一七七〇—一八四一）だ。鍼灸医であり、江戸の医学の中心となっていた医学館でも教鞭をとった人物でもある。その著書『内景備覧《ないけいびらん》』は、やはり解剖学の内容を紹介しつつも、西洋解剖学の内容は漢方医学ですでに説かれているというスタンスをとった。その石坂宗珪《いしざかそうけい》（宗哲の娘婿）による序のなかに、「其ノ膵ト腺トノゴトキニ至レバ、則チ烏有ノ文字ヲ創製シテ、以テ不学ノ徒ヲ瞞ス」とある。「膵」「腺」といった烏有《うゆう》の文字、つまりそれまでには存在しなかった造字を指して批判しており、蘭学者の造字に対する当時の批判として笹原宏之『国字の位相と展開』などに紹介されている。しかし『内景備覧』本文を見て気になるのは、石坂宗哲自身の用語が、実際のところ、伝統的な用法そのままではなさそうだということなのだ。

一つは「肒」という用語だ。西洋医学でいう「心臓」と五臓六腑のうちの「心」とを指している。『内経《だいけい》』などの漢方古典を引いているが、この「肒」という字は他ではまず見かけない字だ。『康煕字典』や『大漢和辞典』にも載っていない。五臓（肝・心・脾・肺・腎）のうち心以外の四つは「にくづき」がついていることを考えると、「心」にも「にくづき」つけて「肒」としたくなる気持ちはわかる。もしくは漢方医学でいう「心」と西洋医学でいう心臓とが機能などを考えるとずれが生じていることから、「肒」という字で表現したのかもしれない。ただ当時の辞書にも載っていない字を使っているとなると、批判対象である「腺」「膵」のことを強く言えないのではないかと思ってしまう。

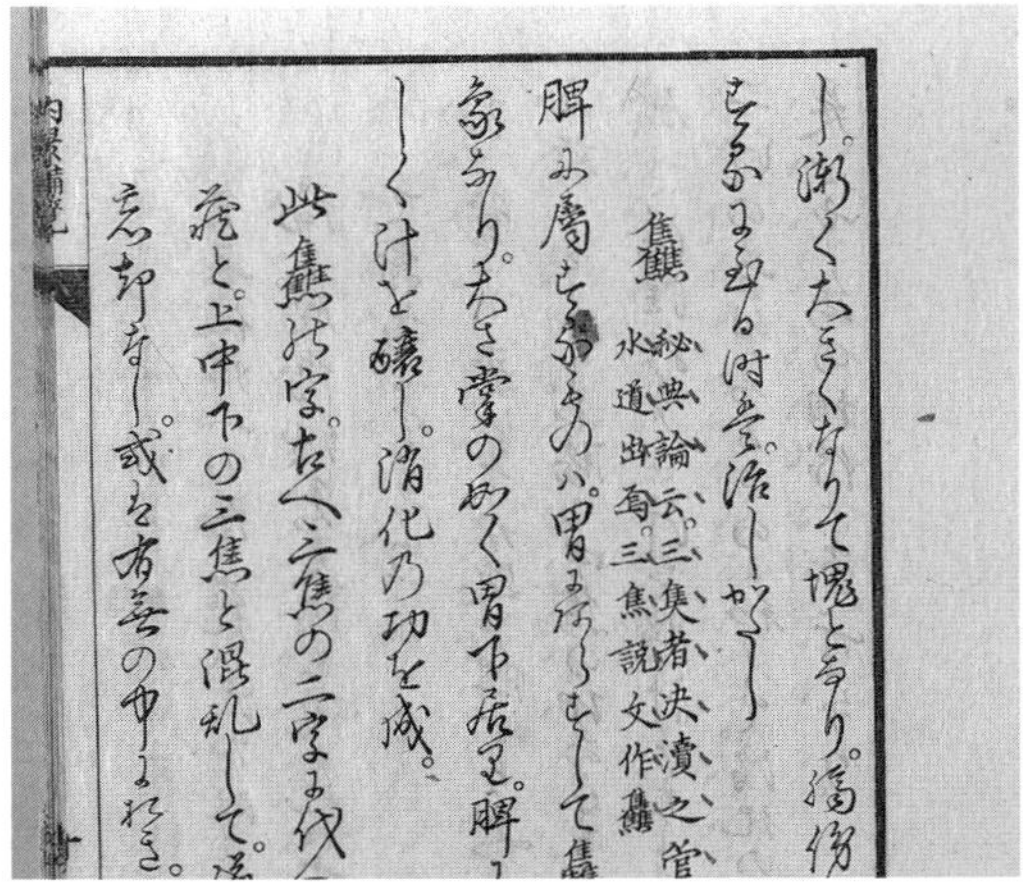
『内景備覧』（京都大学貴重資料デジタルアーカイブ）

もう一つは、⿱焦⿰焦焦という字だ。先に見た三谷公器は、膵臓を六腑の一つ三焦（三膲）のうち中焦（膲）だと考えたが、石坂宗哲は、上中下の三焦の他に⿱焦⿰焦焦があると考え、これが膵臓に相当すると考えた。「焦」が三つからなるこの字はまさに「三焦」ということになる。項目の見出しは「⿱焦⿰焦焦」となっているが、「⿱⿱焦⿰焦焦灬」のように下の「れんが」を省略して書かれたものもあった。この「⿱⿱焦⿰焦焦灬」は最古の字書『説文解字』にも「火所傷也」として載っている字ではあるのだが、三焦のような医学的な意味は載っていない。とするとこれも石坂宗哲独自の用法ということになる。医史学者の小川鼎三は、この字以外にも「名前の使い方が特異である」と指摘したうえで、「その所説は牽強《けんきょう》附《ふ》会《かい》、机上の空論が多く、ただ著者がかなりの勉強家であったことを示すのみである」と評した。

従来の漢方医学と西洋医学とをなんとか融合させようとしたときに、漢方医学の語句だけで説明するのは無理があった。そこで蘭学者たちは、新しい熟語を造ったり、造字をしたりして対処したわけだが、それを行わないようにすると、用語の表現の難易度がとてつもなく高くなってしまう。漢字の再利用を行った野呂天然と同様に、従来の漢字への解釈を変更していくしか方法がなくなってしまうのだ。こうして医学の体系のずれが、字の解釈にまで持ち込まれてしまったのだろう。

九、中国でも行われた医学用語の造字

ところ変わって中国の医学用語を少しのぞいてみよう。

ここまで、日本の蘭学者がどうやって漢字に向き合いながら用語をつくってきたかというのを見てきた。蘭学者それぞれの個性というのがけっこうあり、用語にもそれが表れていた。一方で中国では、中国人が翻訳に努めるよりも、まず先に、宣教師団体による翻訳がメインに行われた。中国に渡ったキリスト教の宣教師の中でも、医療宣教師という人々が博医会という団体をつくっていた。これまでみた日本の蘭学者が一九世紀前半の話だったのに対し、この団体は名称の変更や

他の団体との合流を経ながら、一九世紀後半から二〇世紀にかけて活動していたので、彼らの方が日本の蘭学よりも時期的には後になる。日本の蘭学者と彼らとは、西洋医学を漢字に落とし込むという共通点があるものの、時期も、場所も、翻訳する人も異なり、個人か団体かという意思決定のプロセスも異なっていた。しかし両者ともに同じような用語にたどりつき、そしてのちに廃れていった。

曺《そう》氏の研究によると、博医会の医学用語の翻訳活動は、一八九〇年の医学用語委員会の創設によって組織化されたが、当初は個人個人で翻訳がすすめられ、一九〇一年から会議を開いて本格的に用語を決定するようになったという。その成果が一九〇八年の An English-Chinese Lexicon of Medical Terms（以下『医学辞彙』とよぶ）として世にでた。この用語集は、日本にも伝わっていたようで、東京大学の図書館に所蔵されている。中身をみてみると、まずどのように用語を造っていったかが五つに分けて書かれている。

①元の中国の用語を使う
②用語を意訳する
③『康熙字典』にある、既に使われなくなった字を利用する

④用語を音訳する
⑤造字を行う

なにげない五つの分類だが、要するにあらゆる方法を使って翻訳するということになる。基本的には①元の中国の医学に相当するものに翻訳し、翻訳が難しいものは④発音で示す、という方法をとった。そして、逐語訳できるものは②意訳するなどして訳していた。ここまではふつうに考えつく翻訳方法だ。それ以外に③と⑤も行っているのに注目しよう。③は大槻玄沢や野呂天然の方法と一致していて、⑤は海上随鷗の方法と似ている。これまで述べたように、③も⑤も、結局のところ失敗に終わった方法だった。同じ過ち（と言っては先人に失礼だが）を繰り返したのだろうか。それとも偶然似たような道を歩んだのだろうか。

③の例として、「衁」（静脈）、「衇」（動脈）という字を再利用している。もともと字書に載っている意味は、もちろん静脈や動脈という意味ではないが、無理のない範囲で意味を派生させて、医学用語としての意味をもたせて使っている。実はこの二つは、野呂天然の用語ともぴたりと一致するのだ。しかし、それ以外の用語は意味が近くても一致しないものがほとんどで、例えば、「胜」という字には「動物類」（『医学辞彙』）、「神経」（野呂天然『生象止観』）というようにかなり異な

る意味が与えられていた。

⑤の例としては、『医学辞彙』の中身の例として掲げた図（次ページ）をみていただくと、真ん中あたりに、手へんの漢字が並んでいることがわかるだろう。「手腕骨因形命名」とあって、その右側に「……bone」と書かれている。これらは、手根骨《しゅこんこつ》（手首にある小さい骨の集まりの総称）の一つ一つの名前なのだ。ここには載っていないが、手の骨は手へん、足の骨は足へん、それ以外の骨は骨へんということになっている。これは意図的にそうしたもので、部首を統一することで覚えやすくするということのようだ。手へんなどをつけてできた字は、字書に同じ形の字が載っているものもあれば、まったく新しい字、つまり造字になっているものもあった。これは、海上随鷗がカテゴリーごとに部首のようなものを作って字を量産したのに似ている。しかし似ているのは造り方だけで、海上随鷗のように徹底的に行っているわけではなく、できあがったものはまったく別物だった。

こうみると、方法論は似ていても、できあがりが異なっていたことがわかる。博医会の人々が、野呂天然や海上随鷗の著作をみて真似をしたというよりも、偶然の一致の要素が大きいのではないかと筆者は思っている。では博医会は日本の用語を見ていなかったかというと、そうではない。

『医学辞彙』の①に関する解説には、日本の字書も慎重に見比べることを書いてあって、宇田川榛斎が作った「腺」という字も、ちゃんと今の「腺」の意味で載っている。『医学辞彙』がでる少し前の一九〇三年には『新爾《しんじ》雅《が》』という、日本でできた用語についての解説集ができていて、そこには「膣」の字も使われていた。大槻玄沢から始まる「膣」の用法は、その頃には中国に伝わってい

LIST OF SPECIAL CHARACTERS, WITH SOUND AND MEANING.

要字解釋

辭彙中有字近僻罕覯或由新造與限定其義故特摘錄並將音義而註釋之.

凡爲†字號者卽係新字由名實所搆造而成願閱是書者垂鑒焉.

力	勁	(音敬)	ching^{4}	肌攣縮硬	Spastic.
口	㖔	(音束)	shu^{4*}	吸入	Absorb, Imbibe.
	中		chung^{4}	中毒	Intoxication.
子	†宮	(音宮)	kung^{1}	子宮	Uterus, Womb.
幺	†胚	(音幺)	yao^{1}	動物初類或單胏類	Protozoa.
广	庫秋	(譯音)	k'u^{4}ch'iu^{1}	舊名樹膠或象皮	Caoutchouc, Rubber.
才	†扻骨	(音大)	ta^{4}	手腕骨因形命名	Os magnum.
	†扨骨	(音弓)	kung^{1}	手腕骨因形命名	Semilunar bone.
	†拘骨	(音勾)	kou^{1}	手腕骨因形命名	Unciform bone.
	†舟骨	(音舟)	chou^{1}	手腕骨因形命名	Scaphoid bone (carpus).
	†𢬵骨	(音豆)	tou^{4}	手腕骨因形命名	Pisiform bone.
	†𢭏骨	(音斧)	fu^{3}	手腕骨因形命名	Cuneiform bone (carpus).
	†撰骨	(音異)	i^{4}	手腕骨因形命名	Trapezium bone.
	†捥	(音腕)	wan^{4}	手腕八骨總名	Carpus.
木	核		ho^{2*}	胏之核	Cell nucleus.
	裲	(音兩)	liang^{3}	松香類	Resins.
	槴		hu^{1*}	無管之腺	Ductless glands, "Body."
文	㪇	(音微)	wei^{2}	動植物生胚發萌之原活點	Germ, Spore.

『医学辞彙』391ページ　難しい字、新しい字を解説している箇所

たのだろうが、こちらは中国の用語「陰道」が勝って、「膣」は採用されなかった。つまり、博医会でも日本の用語の取捨選択はしていたのだろうと考えられるのだ。そして野呂天然や海上随鷗については、同じ時代ならまだ参考にできる可能性もあったかもしれないが、博医会の活動時期は、日本ではもう明治時代も後半に入っている時期だ。この二人の用語はとっくに忘れ去られていて、辞書にももちろん載っていなかったから、参考にしようがなかったのではないだろうか。

博医会が難しい字を再利用したり、新しく字を造ったりして表現した用語はやがて廃れた。博医会は宣教師だけでなく、中国人とも協力するようになり、やがて用語翻訳に関する中央の機関として発展解消していく。その過程で中国人側から、造字などに対して反対意見が出たのだ。日本に比べて、こうした討議の結果淘汰された記録が残っている中国の用語に関する動きもかなりおもしろいと思う。

それ以上に、日本と中国とで、まず漢字一文字で翻訳しようという動きがあって、どちらも失敗したという過程を経ていること、しかも方法は似ているのに、それ以外の要素が重ならず、お互いに影響もそんなに受けていなさそうなところがおもしろい。沈氏がこのことを指摘して、「字」から「語」への過程と呼んでいるが、こういう試行錯誤を経たからこそ、現代の用語につながっているのだろう。字書には、星の数ほど漢字が収録されている。そのどれかなら、もしくは、字書になくとも膨大な数のへんやつくりの組み合わせの中のどれかなら、未知の西洋医学の概念のどれかを表現できるかもしれないという、淡い期待のなせるわざだろうか。

十、微生物学名と造字

江戸時代までに医師が漢字を作ってきた例を見てきた。ここでさらに少しマニアックな分野を取り上げてみる。寄生虫、微生物に漢字を造って当てはめた人物が明治から昭和の時代にいた、という話だ。感染症の話題が多い昨今に、微生物学の流入初期におきた漢字の洪水に目を向けてみよう。

主人公は京都帝国大学初代衛生学講座の教授、松下禎二《まつしたていじ》（一八七五―一九三二）だ。松下は鹿児島県の生まれで第五高等学校を卒業後、私費でドイツに留学し、微生物学などを学んだ。一九〇三年に帰国し、京都帝国大学の教授に就任。免疫学や微生物学、衛生学に関して数々の著作を残し、のちに衆議院議員にもなった。

医学者としての人生を邁進《まいしん》した松下は、「日本語の訳語を作る」ということにこだわりを持っていた。時は日露戦争が終わったばかりのことで、西洋に学ぶだけの日本でなく、「日本医学の独立を」との声が上がる情勢だった。そのためには用語も外国語に頼らず日本語にしないと、という考えが生まれるのは自然な流れだったのだろう。しかし、それを実行する松下のこだわりは極端に強かった。微生物や寄生虫の学名に片っ端から漢字をあてていったのだ。もちろん現代でもビルハルツ住血吸虫とか、日本海裂頭条虫とか、人間に関わりのある寄生虫、微生物を中心に和名（日本語の名称）がつけられている。しかし松下は、医学と関わりの薄い生物にまで徹底的に漢字をあてた。しかも属名（上の例なら「吸虫」「条虫」にあたる部分）は漢字二字で表すという制約をなぜか自ら課している。

当然のことながら、お互いに細かい違いしかない微生物を漢字二字で表現しわけるには、漢字の数のほうが足りない。そこで松下がとった方法は、微生物を表していない別の漢字を再利用すること、それでも適切なものが見つからなければ字を造るという方法だった。対象はあくまでも細菌や寄生虫などで、ウイルスは時代的にも含まれなかった。松下がいい感じにウイルスを漢字で表していたら今頃話題になっていたかもしれない。

例を見てみよう。

一つ目は、寄生虫の中でもまだ名の知れているマラリア原虫だ。マラリア原虫の属名Plasmodiumを松下は「肉又ハ漿ノ虫ノ義なり」と解釈し「肦螟（はんめい）」という字を当てた。松下は『寄生物性病論』という著作の中でのみ、しかも一部の学名についてだけ、字をあてるときの思考過程を明らかにしていて、それ以外の著書ではなんの説明もなくこういった字に出くわすことになる。「肦」は『大漢和辞典』巻九を見ると、『集韻』（漢字を音で分類整理した韻書のひとつ）をひいて「肦、肉也」とある。「螟」のほうも大漢和にいくつか熟語が載っているのだが、松下が利用したのは「蟭螟」という「蚊のまつげに巣くう虫」を表す語だ。蚊のまつげに巣くうほど小さいという意味から微生物の学名に転用していて、マラリア以外にも多くの学名に使われている。「肦」は字義そのもの、「螟」はもと（の熟語）の意味を転用したもの、ということになる。ずいぶんとまどろっこしい。

二つ目に、Spirochonaという繊毛虫の一種を取り上げる。これに対しては「蜁蚒（せんあ）」という字があてられた。松下はこの学名の意味を「螺旋状漏斗ノ義ナリ」としている。たしかに図（次ページ）のBのところが螺旋状（spino）で漏斗（chona）のような形をしている。「蜁」は「蜁蝸」で貝の一種の意味があることから転用したか、螺旋の「旋」の偏をとりかえて使ったかのどち

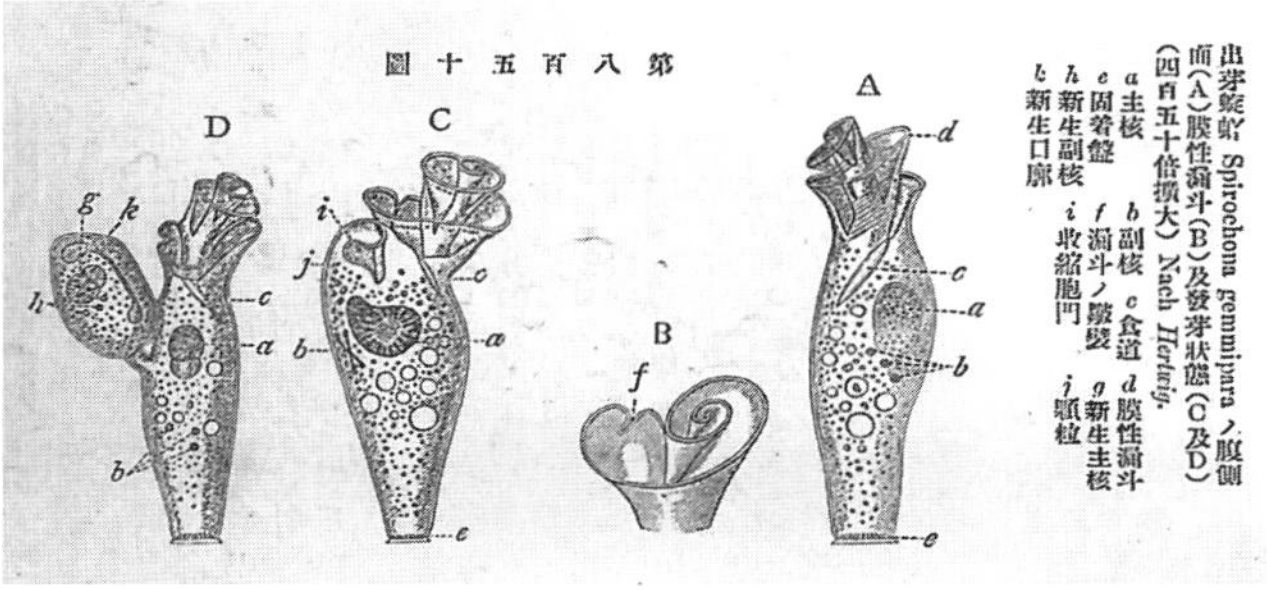

（松下禎二『寄生物性病論　補遺』429 ページより）

らかだろう。そして「虰」は松下が造った字だ。どうして造った字ということがわかるのかというと、字書に載っていないからというのもあるが、松下の著書『文字のいろいろ』の中で「国字」という項目があり、そこに自らが造った字も説明なく一緒に並べているからだ。「虰」は「じょうごむし」という訓つきで載っている。「虰」は「漏斗」の意味に該当するのだが、「丫」という字には漏斗の意味はない。お気づきの方もいると思うが、これは漏斗の象形と思われる。松下が象形で文字を作る、あるいは再解釈したのはこれ一例のみだったが、なかなかおもしろい方法だと思う。

松下はこういった独特な字の使い方（一二〇字ほど。うち造字一九字）をしながら、数多くの学名に字を当てていった。大学教授でもあり、一定の影響力があったと思われるのだが、微生物学・寄生虫学の中で採用されることはなかった。緒方洪庵《おがたこうあん》の孫・ひ孫にあたる緒方知三郎《おがたともざぶろう》と緒方富雄《おがたとみお》が、当時乱立していた寄生虫の和名について検討した際に、松下の用語も俎上《そじょう》にのせられている。しかし「学名の意味の解釈については暗示を受ける点が少なくない」というように一定の評価はしつつも、不必要に和名をつけていること、実用的でない文字を使っていることを理由に和名として採用することはしなかった。ラテン語の知識と難しい漢字の知識の両方を要求する松下の訳語は、結局「日本語の訳語をつくる」という当初の目的からはずれていってしまった。

ちなみに松下の作った字の多くはコンピュータで入力可能だ。『文字のいろいろ』で松下が列挙した造字は、『国字の字典』などに収録されて、Unicode のＣＪＫ統合漢字拡張Ｃなどに採録された。文字コードにはあるが、使う機会はなかなかないと思うのでここでせめてご紹介しておく。

十一、モルモットと海豚と海猽《かいべい》

モルモットといえば実験台の比喩として使われるほど、動物実験に使われる動物として広く知られている。ではモルモットを漢字で書くとどうなるだろう。「天竺鼠」という表記が使われることもあった（モルモットはテンジクネズミ科である）のだが、それ以外に大正から昭和にかけて「海猽（かいべい、かいめい）」という、いかつい字面の熟語があてられることがあった。この一時的に出現した表記を追ってみたい。

そもそもの「モルモット」という名前がややこしい。各言語で何と呼んでいるかはさらに複雑なので、興味があれば調べていただきたい。言語によってインドがついたり、ギニアがついたりしている。天竺鼠の天竺はインドのことだ。

モルモットという名称は、今わたしたちが「モルモット」と呼んでいる動物ではなく、もとはリス科の別の生き物を指していた。日本には天保一四（一八四三）年に長崎に上陸して将軍に献上され、そのときから「モルモット」と呼ばれていたという。いわゆる「モルモット」をドイツ語ではMeerschweinchenといい、これが「海猽」のもとになっている。Meerは「海」、schweinchenは「子豚」（接尾辞-chenは「小さい」ことを表す）の意味で、「猽」には子豚という意味合いがある。「猽」という見慣れない字をわざわざ持ち出して翻訳したのは、松下禎二《まつしたていじ》だった。

松下は『文字のいろいろ』の中で、自分が翻訳したこと、最近使用者が増えて喜ばしいことを述べている。松下が書籍上はじめて使ったと思われるのは、一九〇八年『免疫学講義』だが、そこには特に自分が訳したとか、「海猽」とはこういう意味合いだということは一切書かれていない。そしてそれ以降も雑誌記事や教科書の中で「海猽」表記を使っているが、やはり説明はない。

松下はどうしてこのような表記をしたのだろうか。ここで「海豚」に登場していただこう。「海豚」といえばイルカを指すことはわりと知られているだろう。しかし、モルモットをさして「海豚」表記が使われたこともあったのだ。その理由はドイツ語にある。Meerschweinchen はモルモットだが、よく似た単語である Meerschwein（末尾に -chen がない）はイルカを指す。Meerschwein を逐語的に訳すと「海の豚」すなわち「海豚」になるというわけだ。この「海豚」を Meerschweinchen（モルモット）にもあてたことで、動物実験に関する論文の文中に、ネズミとならんで「海豚」が登場するという奇妙な状況が生まれた。例えば一八九七年の緒方正規《おがたまさのり》「「ペスト」研究復命書」という文章で、おそらくモルモットを指して「海豚」の実験について書かれている。この表記はやはり当時の人から見ても奇妙に映ったようだ。一九一一年の『動物学雑誌』に「海豚か天竺鼠か」という文章があり、この誤りを指摘している。「真にイルカを試験動物に用いたのなら一も二もなく降参する外はない」といった調子だ。おそらく松下もこの違和感をもっていたのだろう。松下は当初、一九〇三年の学位論文要旨では「海豚児」、つづいて一九〇四年の論文中で「海豕子」という表記を使っている。「海豕子」の表記なら、「海豚」ではなく「海豕」なので「海豚の子」というふうに理解されることなく表現できるということなのだろう。松下は微生物学名では、漢字二文字で翻訳する制約を自ら課していたのであった。そこでさらに一字減らして二字で表現するために「海猽」という表記を思いついたのだと思われる。ちなみに「海豚」表記を避けるためか、「海豚」を一字に縮めて「豘」とする人もいたことが、当時モルモットの表記を調べていた荘司秋白の文章で紹介されている。しかしその実際の用例は確認できていない。

さて松下が作った「海猽」がどう広まったのかについてだが、当初は松下が所属する京都大学の中で使用され始めたのではないかと推定している。松下以外の使用例の初期のものとして、原栄が一九一二年に発表した結核に関する論文のタイトルに「海猽」が使われている。原栄は当時京都大学に在籍しており、研究分野も松下に近い。その翌年には雑誌内の英語論文抄訳に「海猽」が使われていて、以後広がりをみせ、実験動物に関する教科書にも「海猽」表記が載るに至った。「海豚」表記を回避しつつ、ちょっとした小難しさ、学術用語っぽさが受けたのだろうか。ただ「海猽」表記を使い始めたのが松下禎二であることは知られていなかった。さきほどの荘司秋白も「誰ぞ悪戯者が〈中略〉斯様な怪物を製造したものと睨《にらみ》を附けました」といい、使い始めがだれなのかは把握していない。松下の微生物学名を吟味して最終的には採用しなかった緒方富雄も、当初は「発明者もまだ想像以上に明かではない」としつつ、新興勢力の「海猽」ではなく、動物学会が和名と認めた「天竺鼠」を推奨している。緒方はその後、『文字のいろいろ』の記述にたどり着いて発明者が松下と知り、「『やっぱりさうだった』といふ気持がした。」と書いている。松下の難しい微生物名と格闘した緒方にとっては、納得のいく発明者だったのだろう。

「海狽」は活字で組むのに難があったようで、「狽」の字が伝わらなくて苦労する話や、間違えて「獱」という字で印刷されたという話もある。次第に使われなくなったのだが、ある一定層から支持を得たこともまた事実であった。

松下の微生物名はことごとく広まらなかったが、同じ松下が作った「海狽」が広がった理由は何だろうか。一つはドイツ語からの逐語訳的な造語であるので、（文字の難しさを除けば）原語との比較がしやすかったこと、そして逐語訳で「海豚」という誤った訳をされがちであるので回避策が求められていたことがあると思われる。大量の微生物学名にまぎれて「海狽」が出てきても広まらなかったと思うが、この発明者の名前が広まらず、「海狽」の名前だけ独り歩きしたことで、逆に広まりやすかったということもあるかもしれない。

十二、近視と漢字の簡略化

明治時代以降とくに、「日本語をどのように表記するか」がたびたび議論の的になった。漢字の数を少なくするべきという漢字制限論、漢字ではなくカナで書くべきとするカナモジ論や、ローマ字で書くべきとするローマ字論、新たな文字を造る新国字論などさまざまな立場の人が現れた。こういった議論は「国語国字問題」といわれる。医師にもさまざまな立場の人がいた。

この問題について医学の立場から研究を行ったのが、眼科医たちだ。この項のタイトルにもあるように、「複雑な漢字を見ていると目が悪くなる（近視になる）」という主張が根底にある。この問題についてはホワニシャン・アストギク氏の研究があり、経済的・軍事的理由から近視の予防が国家的に進められ、眼科医による文字の研究もその一環となったことが指摘されている。その先駆けとされるのが、九州大学（当時は福岡医科大学）眼科学初代教授の大西克知《よしあきら》による『学生近視ノ一予防策』（一八九七）で、近視の予防のために複雑な漢字を簡略化することを説いている。大西がどのようにこういった文字の問題に取り組むにいたったのか、探ってみたい。

近視とは、近くのものが見えやすく、遠くのものが見えにくい状態のことだ。明治時代にまず近視が大きく問題となったのは、学校衛生学という分野だった。学校教育が普及するとともに、近視の児童が増えていることが報告され、その予防が重要視された。文部省から命じられて日本各地を巡視した三島通良《みちよし》は、近視の要因として、机や椅子の不備や姿勢の悪さ、採光の不足といった要因を挙げつつ、「書籍文字の細大が、近視眼に親密の関係を有するは疑ふ可からざる事実」（『学校衛生論』一八九三）と述べた。細かい作業や読書が近視に関係することはそれ以前から指摘されていて、特に文字については先に松本賢『学生近視眼予防法大要』（一八九六）で具体的な対策の提案がなされている。それによると字の幅と行間は三ミリメートル以上、字画の太さは〇．二五ミリメートル以上、黄紙に黒字または白紙に青字が良いとされた。三島の調査を経て、一八九八年には文部省から「検定出願教科用図書ノ文字印刷等ニ関スル標準」が告示され、教科書に使用される活字の号数（学年ごとに異なる）や字間、行間、紙質についての規定がされるに至った。この議論では、文字の大きさや行間が問題視されたが、文字そのものについては触れられていなかった。

大西克知（一八六五―一九三二）は、東京大学で医学を修めた後にドイツに留学し、東京での開業などを経て福岡医科大学（現九州大学）の教授となった。一八九三年に『眼科雑誌』という雑誌を創刊して編集作業を行う一方、外国の論文の紹介や、自らの論文発表も行った。一八九七年には日本眼科学会の創立に尽力し、同年『日本眼科学会雑誌』を創刊して、その編集や校正を一人で行っていたという。すさまじい熱量の持ち主であることは伝わるかと思う。また、狩野亨吉《かのうこうきち》（京都帝国大学文科大学初代学長。安藤昌益の発掘と紹介で知られる）から、大量の古医書を購入していたことが明らかになっており、見識の広さがうかがえる。

大西は『眼科雑誌』上で、近視に関する欧米の論文を紹介するなど、近視にも関心があったことがうかがわれる。そこから特に国語国字問題の方面に向かわせたのではないかと思われるのが、『眼科雑誌』の誌上にたびたび掲載された、縦書き横書きと眼の構造の関係についての論戦だろう。その発端は、井上哲次郎《いのうえてつじろう》（哲学者。学術用語集『哲学字彙』は大きな影響があった）が一八九四年に行った講演「文字と教育の関係」の中で、「目が横についているから」という理由で横書きを勧めたことだ。それに対して井上通泰《いのうえみちやす》（眼科医。民俗学者柳田国男の兄。岡山大学眼科学第二代教授）が反論し、そこに心理学者の元良勇次郎《もとらゆうじろう》も参戦し、活発な議論が行われた。大西はこれらの論戦を『眼科雑誌』に載せ、この「修羅場」を「傍観」すると言いながら、元良の意見に反論するコメントを残している。編集者の立場からはあからさまに一方に加担するとは言いにくかったのではないかと思う。結局のところ、大西は、縦書きか横書きかは、眼の機能から論じられず、習熟の問題だろうとしていた。ここでは文字列の方向だけが論点となっていたが、眼科と文字というテーマはこのころから大西の頭にあったものと思われる。

その後発表された『学生近視ノ一予防策』は、眼科の中でも近視と文字という二つのテーマが合わさってできたものだ、というとややこじつけに聞こえるだろうか。ともあれその内容をみてみよう。

この本は、近視の原因のうち、特に文字の複雑さをメインテーマに据えるものだ。大西は、横または縦画線八本以上のものを「複雑正字」と呼んでいる。あまり数えたことがないと思うが、例えば「書」という字は横画が八本あるので複雑正字になる。「嗣」という字は縦画が七本なので複雑正字ではないといった具合だ。斜めの画や点も数えるので、「繼」という字は縦画八本でやはり複雑正字になるという。斜めの画が混ざると全く同じ数え方が再現できるか自信はないが、ともかく複雑さの目安が示されたのは画期的だろう。ちなみに後に大西は、学生向けだけでなく一般の学術用語などの漢字も、活字の大きさにはよるが横または縦画線九本から一〇本以内にすべきとしている。そうすると「矍」くらい複雑にならないと制限の対象にならないので、あまり意味はなさそうだ。

さて、この複雑正字の問題点を大西は「字病」と呼び、二つ挙げていた。一つは、縦が太く、横が細いという明朝体活字の特徴により、特に細い横画が見づらいというもので、もう一つは、字の画と画の間が狭いということだ。現代でも電光掲示板などで見られるビットマップフォントでは、画数が多いと字がつぶれて点画が省略されているのを見ることがある。大西の言う複雑正字は、ビットマップフォントで点画が省略されるような字という漠然とした理解もできるかもしれない。

こうした複雑正字に対処するための検討事項として①最低限の画の太さ、②同じく画と画の間隔、③字の大きさに加えて、④目にやさしい漢字の標準が必要だとする。複雑正字の画を太くして、画と画の間隔をあけるというのは、活字の限られたスペースを考えると不可能なことになる。とすると字を省略するしか方法がないのだ。

大西の提案する「省字」を具体的に見てみる。

第１大類：音が通じる、または義が同じもの

機⇒机　幾⇒几　歳⇒才　臺⇒台　猶⇒犹

第２大類：正字の一部分を省くもの

從⇒从　處⇒処　裡⇒里　罷⇒罢　殿⇒展
點⇒点　醫⇒医　職⇒聀　掃⇒扫　義⇒义

第３大類：草書、古文、俗字等を転用、または一種固有の省略を行うもの

専⇒专　應⇒应　樂⇒乐　爲⇒为　車⇒丰　（草書）
圓⇒円　圍⇒囲　萬⇒万　事⇒叓　聖⇒亜　（俗字等）
權⇒权　書⇒昼　壞⇒坏　歸⇒归　戀⇒恋　（その他）

『学生近視ノ一予防策』「省字例略」から抜粋

馴染みのある字もあれば、見たことのない字もあるだろう。なかには中国の簡化字と共通するものがあり、またそれとも微妙に違うものもあることに気づく方もいるだろう。よく見ると元の字が複雑正字の定義にはかからない字（例えば「車」は横画が五本なので複雑正字ではない）にも略字が提案されている。それはさて置き、提案された略字はちゃんと縦横の画数は七本以内になっている。これらは大西が新しく考案したものではなく、「座右の一唐本」から蒐集したものだという。それが具体的にどの本なのかは書かれていなかったが、同じような略字は例えば江戸時代の『倭楷正訛《わかいせいか》』や、中華民国期の『宋元以来俗字譜』といった俗字、略字を載せる本を見れば見つけることができる。過去に用例がある字であるので、当時の字を略字に置き換えて公用とすることもできる、という主張を大西はしていた。

この大西の著作ののち、眼科医の文字研究はすぐには盛んにならず、三〇年ほど後の一九二〇年代を待つことになる。

この間に、一九二一年に原敬内閣総理大臣により臨時国語調査会（初代会長は森鷗外）が発足し、一九二三年には常用漢字表が告示された。今現在使われる一九八一年の常用漢字表と名前は同じだが内容は別物だ。その常用漢字表には簡略字体一五四字が示されていた。圓↓円、歸↓帰など現代に通じるものもあれば、留↓畄、走↓赱など現代の常用漢字字体ではないものもあった。結局、この常用漢字表に基づく報道機関の紙面整理を行おうとした矢先に関東大震災が起こり、実施は見送られることになった。大西はこうして簡略字体が公式に認められていくことについて、「略字の標準」という文章の中で「拙著ノ主張セシコトガ、殆ド無条件的ニ受入レラレシトモ見ラレ得ルナリ」と評価をしていた。ただ一方で「文字断片」という文章の中で、漢字廃止論や漢字制限論に対しては反対していた。大西の死後、当用漢字字体表や中国の漢字簡化方案などいわゆる略字が公的なものになるのを見ると、大西の主張は早期からいい線をいっていたのだろうと思う。

十三、眼科医の間で議論された漢字

前項の大西克知は、眼科の中でも先駆けて「近視と漢字」というテーマで漢字の簡略化を提唱した。大西の後にも眼科医の間では、漢字や文字一般というテーマで研究や議論が続いており、その活発さは医学の中でも有数のものだった。眼科医たちは漢字のどこに着目して、その成果がどのように利用されたのか、その一端をみてみよう。

大西克知が『学生近視ノ一予防策』を発表した一八九七年からしばらくは、眼科から見た漢字についての議論は活発にならなかった。明治から大正にかけて東京帝国大学眼科学教授を三〇年近くつとめた河本重次郎《こうもとじゅうじろう》が、眼の運動や視野を理由に、縦書きの漢字より横書きのローマ字の方が「規則に合っている」とする短い文章を書き、京都大学学生の山中孝彦と八木精一が近視予防のために漢字制限と異体字の廃止を論じたものがあったが、いずれも単発的で、おおざっぱにみて二〇年ほどの空白期間があった。

その間に、別の方向から似たような研究が出た。文部省の国語調査委員会の野村宗十郎《のむらそうじゅうろう》が東京帝国大学心理学教室の桑田芳蔵《くわだよしぞう》に委託した、活字の可読性（読みやすさ）に関する研究だ。桑田は活字の大きさと読みやすさの関係についての論文を発表した。前項で述べた元良勇次郎もこの桑田芳蔵も、医師ではなく心理学者であり、文字の見え方を研究するにあたって必ずしも医学的知識を要していたわけではなさそうだということがわかる。

これに遅れて、医学分野で再度議論がおこる火付け役になったのは、河本重次郎の教え子で、小口病の発見者である小口忠太《おぐちちゅうた》だった。やや脱線すると、小口病は日本人名のつく病名ということ

	発表者	テーマ	演題名
1	井上達二	書字方向（横）	国字改良ノ順序トシテ左横書ノ実行ニ就テ
2	宮下左右輔	書字方向	日本片仮名及平仮名ノ縦列式ト横列式ノ場合ニ於ケル読ミ書キノ難易
3	廣瀬季雄	書字方向（縦）	国字ノ縦書キ横書キニ関スル小実験
4	岡島良一	書字方向（横）	仮名文字ノ縦書キト横書キニ就テ
5	宇山安夫	書字方向（縦）	縦書キト横書キノ場合ニ於ケル文字ノ連絡
6	豊田武夫	書字方向（縦）	横書縦書及活字ノ大サニ就テ
7	船石晋一ら	書字方向（横）	縦書横書ニ関スル小実験
8	大西克知	総論	国字研究
9	恒川亮彦	活字の書体	種々ナル活字（漢字）書体ノ可読性ニ就イテ
10	向井一	活字の配置	活字ノ間隔ハ如何ニスベキカ
11	中村文平	活字の書体	活字優劣批判法
12	松井潔	活字の配置	活字ノ字画ニ関スル研究
13	内田久雄	活字の配置	文字ノ大サト其間隔ノ可読性ニ及ボス影響
14	岡本晴一	書字方向等	国字ニ関スル眼科学上ニ三ノ研究─健常視力ヲ有スルモノニ就テノ研究
15	鹿児島茂	書字方向等	国字ニ関スル眼科学上ニ三ノ研究─視力障碍アルモノニ就テノ研究
16	稲葉六郎ら	文字種	片仮名及平仮名ノ見エ方ニ就イテ
17	石原忍	文字種	石原式横書キ片仮名文字ニ就テ

表. 1928年眼科学会の発表テーマ

で珍しいが、その眼底所見である「水尾-中村現象」は、現代の用語集には載っていないものの、日本人二名の名前がつく、さらに珍しい用語だ。さてその小口は、やはり近視と漢字というテーマで一九二〇年に論考を発表し、大西克知の「省字」を支持しつつ、さらに振りがなの廃止などを提案したが、「イッコウニ反響ガアリマセンデシタ」という。そこで眼科学会で「国字問題」をテーマにすることを提案し、それが了承された。

一九二八年の眼科学会は、「国字ニ関スル眼科学的研究」をテーマとして掲げた。文字をテーマとする医学系学会はかなり珍しいのではないだろうか。雑誌には一七の演題の要旨が載っており、この数は小口の予想をこえたものであったようだ。

どんな発表があったのかを表にまとめた。実験の被験者についてははっきり書いていないものも多いが、大半は健常者を対象としているようで、実験心理学の方法での研究が多い。眼科疾患とからめているものは鹿児島茂（表の15）の研究だけであった。テーマをみると、半数近くが書字方向を題材にしていることがわかる。（縦）（横）と書いているのは、実験の結果、縦書きと横書きのどちらが好ましいかという結論なのだが、両者は見事に拮抗している。ひらがなとカタカナとで縦横どちらが好ましいか結果が変わってしまった発表もあった。井上達二《いのうえたつじ》（表の1）のように「国字改良ノ順序トシテ」と言ってしまうなど、主義主張が根底に見え隠れしていることもあって、議論はまとまらなかった。小口は後に、縦書き説は、ふだん縦書きを使っているという習慣性を考慮していないとまとめている。つまり、ふだん縦書きになじんでいる被験者でも横書きが好ましいという実験結果が出たのなら、横書きの方が望ましいということになる。この実験結果が出る前から当時は、医学雑誌も縦書きから横書きへと趨勢が変わっていく時期にあった。

もう一つ結果が分かれたものがあった。どの書体が読みやすいか優劣をつけるというもので、書家で眼科医の恒川亮彦《つねかわすけひこ》の研究（表の9）では、明朝体が一番読みやすく、次いで清朝体、ゴシック体、丸ゴシック体という順番だったが、水尾‐中村現象の発見者である中村文平の研究（表の11）では、ゴシック体が一番読みやすく、次いで丸ゴシック体、明朝体、隷書体という順番になった。ゴシックと明朝の優劣は発表後の討論でも定まらなかった。

この一九二八年眼科学会のあと、眼科学者が書字方向や活字の大きさについて検証する論考が何本か発表されており、学会で議論されたというインパクトはあったのだろう。活字の見やすさについては、部屋の明るさなどの方面から他の学会でも研究がなされた。しかし、眼科医たちの実験結果は、国語国字問題全体を大きく方向づけるほどの知見とまではならなかった。それもあってか、眼科医の興味も書字方向や書体ではなく、近視と漢字というポイントに絞られていく。昭和初期から戦時中にかけて医学者の間で国語国字問題が議論された場として、国語愛護同盟や国語協会の医学部会があり、そこに眼科医として井上達二が参加している。そこでも近視予防を理由に、画数の少ない漢字、大きい活字を提案するにとどまり、必ずしも眼科医が運動の中心となっていたわけではなかった。

戦後になると医学界全体でことばに関する議論はやや下火になった。眼科も、軍事的な理由で近視予防を研究する必要がなくなったはずなのだが、その後も議論が続いた。次に述べる井上達二や石原忍など、戦前からの論者が戦後も議論を続けたというのもあるのだが、戦後新たに生まれた議論もあった。その例として弓削経一《ゆげつねかず》を取り上げよう。弓削は眼科の中でも斜視や弱視という分野で功績を残し、京都府立医科大学の眼科学教授を務めた人物だ。弓削が影響を受けた著作として、倉石武四郎《くらいしたけしろう》（中国語学者）の『漢字の運命』と柳田国男の『国語の将来』が挙げられるが、これだけ

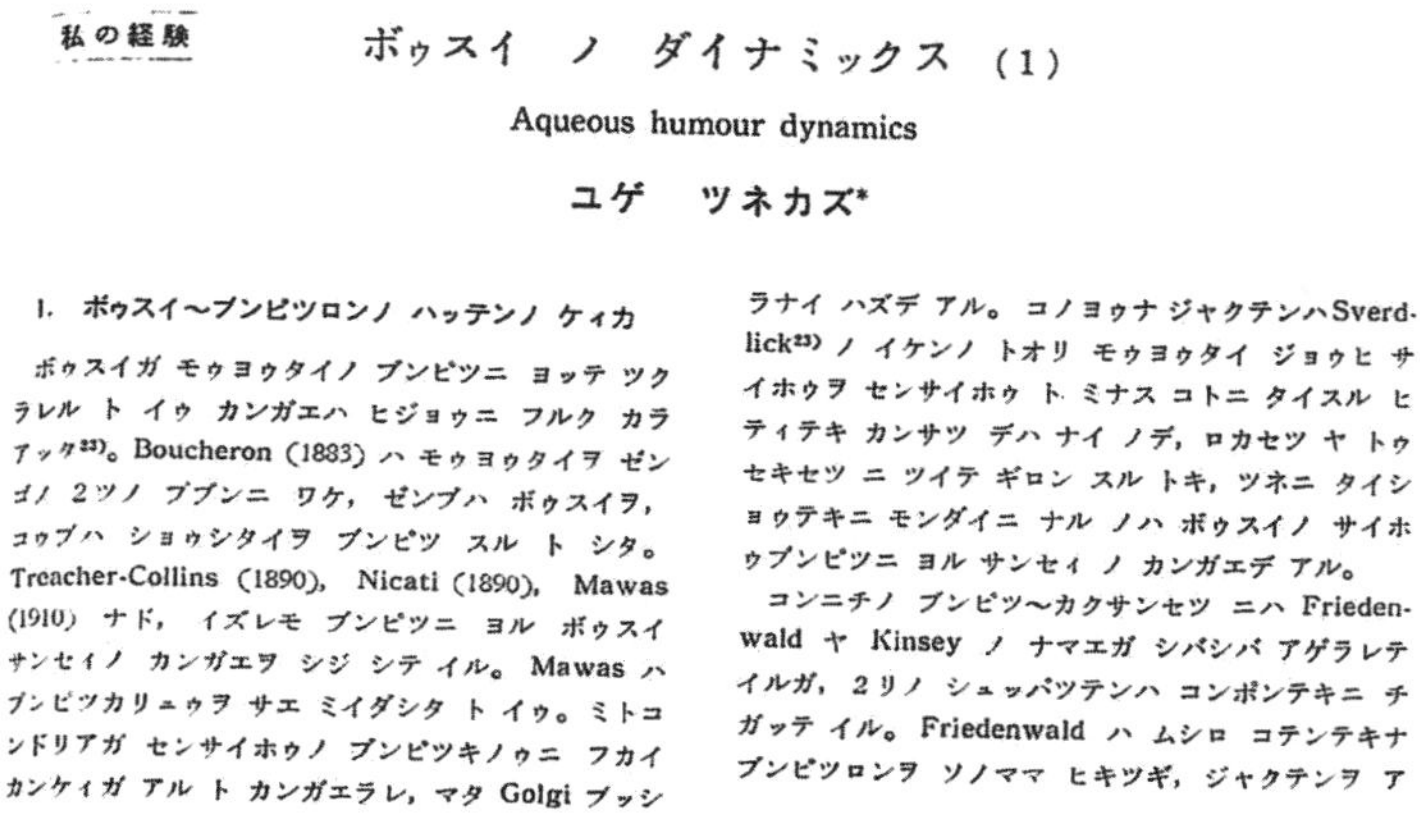

私の経験

ボゥスイ　ノ　ダイナミックス（1）

Aqueous humour dynamics

ユゲ　ツネカズ*

1. ボゥスイ〜ブンピツロンノ ハッテンノ ケィカ

ボゥスイガ モゥヨゥタイノ ブンピツニ ヨッテ ツクラレル ト イゥ カンガエハ ヒジョゥニ フルク カラ アッタ[23]。Boucheron (1883) ハ モゥヨゥタイヲ ゼンゴノ 2ツノ ブブンニ ワケ，ゼンブハ ボゥスイヲ，コゥブハ ショゥシタイヲ ブンピツ スル ト シタ。Treacher-Collins (1890), Nicati (1890), Mawas (1910) ナド，イズレモ ブンピツニ ヨル ボゥスイサンセィノ カンガエヲ シジ シテ イル。Mawas ハ ブンピツカリュゥヲ サエ ミイダシタ ト イゥ。ミトコンドリアガ センサイホゥノ ブンピツキノゥニ フカイ カンケィガ アル ト カンガエラレ，マタ Golgi ブッシラナイ ハズデ アル。コノヨゥナ ジャクテンハ Sverdlick[23] ノ イケンノ トオリ モゥヨゥタイ ジョゥヒ サイホゥヲ センサイホゥ ト ミナス コトニ タイスル ヒティテキ カンサツ デハ ナイ ノデ，ロカセツ ヤ トゥセキセツ ニ ツイテ ギロン スル トキ，ツネニ タイショゥテキニ モンダイニ ナル ノハ ボゥスイノ サイホゥブンピツニ ヨル サンセィ ノ カンガエデ アル。

コンニチノ ブンピツ〜カクサンセツ ニハ Friedenwald ヤ Kinsey ノ ナマエガ シバシバ アゲラレテ イルガ，2リノ シュッパツテンハ コンポンテキニ チガッテ イル。Friedenwald ハ ムシロ コテンテキナ ブンピツロンヲ ソノママ ヒキツギ，ジャクテンヲ ア

図. カナ書きの論考「ボゥスイノダイナミックス」

を見ると、これまでの眼科医の議論と必ずしも連続しているようには見えない。石原忍のような戦前からの論者ともやりとりをしていることから、眼科医の議論の影響はゼロではなかっただろう。弓削は特に漢字が表音文字にとってかわられると述べた倉石に傾倒していたようで、日本の医学は外国語でやるか、漢字を廃止してカナ書きでやるかの二択であると確信的に述べた。弓削は漢字を使わない実践として、カナ書きの論文（「ボゥスイノダイナミックス」、ボゥスイとは「房水」のこと）を発表したが、「読みにくい」という批判が多く来たようだ。それでも批判的な論調が「逆になる時がくることは、私には、はっきりと、予見できるのである」と自信たっぷりであった。しかし、カナ書きには同音異義語という弱点があることは述べており、漢字なき世の用語を見据えた解決策として用語を訓読みに変えることを提案した。例えば頸動脈を「ク

ビドーミヤク」とするなどだ。

同音異義語を避けるために用語自体を変更していく試みを、弓削は自身の著作でも行っていた。一九六三年の『斜視および弱視』では、「異様に思われる言葉も繰り返し口にしているとやがて自然に使えるようになる」と述べて、独自の用語を使っている。例えば、「外転」を「外ひき」、「輻《ふく》輳《そう》」を「内よせ」としていた。

事態は弓削個人だけにとどまらなかった。眼科学会で用語集の選定にあたっていた加藤謙《かとうけん》(日本大学眼科学教授)は、弓削の意見に驚きつつも同調し、「漢字用語の運命は孰《いず》れにせよ暗い」と述べた。そして、難しい漢字をなくすことや画数の少ない字を選ぶことなどの方針を改めて打ち出し、できあがった『眼科用語とその解説』には、すでに検討された用語として弓削の「外ひき」も載っていた。最新の『眼科用語集』第六版(二〇一七)にも「外転」と並んで括弧書きだが「外ひき」も残っている。もう一つ、弓削と加藤の考え方によって用語が変わった例として、「輻輳」→「輻湊」がある。これは画数の少ない字を選ぶ方針に従うもので、戦前の用語集では「輻輳」となっていたものを、使用頻度の少ない「輳」を避けて「湊」を選んだ。「輻湊」という書き方自体は戦前からあり、これを採用した形だ。

このように現代の用語集にまで影響を与えた弓削だったが、晩年に彼を「完全に挫折」に追い込んだのはワープロの登場だった。ワープロの便利さゆえに、漢字追放という理想に対しても自信を失ったようだ。それでもワープロ中毒が増えれば、むしろ漢字中毒になってカナ書き主義に転向するかもしれないという希望は抱いていた。現代のように文字を入力する時代を、弓削はどうみるのだろう。

結果的に弓削の見通しは今のところは外れているわけだが、「近視予防」から「漢字廃止」に目的が変わっても眼科学会の中で議論が続いたのは、戦前の大西克知や眼科学会の議論の下地があったからではないだろうか。

十四、石原忍と新国字

眼科医たちは、近視の予防などの観点から、文字の簡略化や書字方向などを議論していた。これらは既存の漢字を改良するというスタンスだったが、なかには文字そのものを改革してしまおうという試みがあった。近視予防の観点から新しい文字を考案した人物として、石原忍《いしはらしのぶ》をとりあげよう。

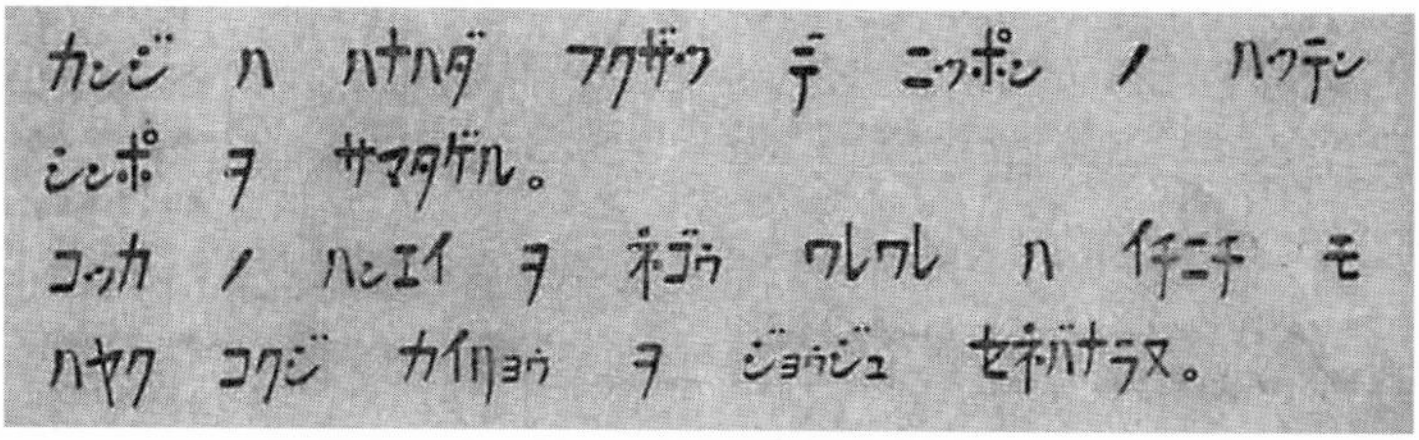

横書きカタカナ文字の例（「ヨコガキカタカナの字体」）

石原忍（一八七九―一九六三）は大正から昭和にかけて東京帝国大学医学部眼科学教授を務めた人物で、石原式色覚異常検査表は色覚異常の検査として今でも使われている。それ以外にも近視やトラコーマなどの研究を行ったことで知られる。医学の業績もめざましいが、一方で生涯にわたって文字の研究に情熱をそそいでいた人物でもある。年齢を重ねるにしたがって石原の考える文字も大きく三段階に進化していったのでそれぞれ見ていこう。

石原は東京帝国大学教授に就任したころの一九二三年から、漢字に代わる読みやすい文字の研究を始めたという。同業者である大西克知や小口忠太などが略字などを研究していた影響だろう。近視予防のために読みやすさを追求するのが根底にあったが、最初から漢字廃止を前提として理想を追い求めていったのが石原の特徴だ。

まずは既存のカタカナを改良する工夫を行った。仮名文字協会（カナモジカイの前身）の設立者である山下芳太郎などを参考にしていたようだ。タイプライターを自作してそれを使って発表を行い、一九二八年の眼科学会で「石原式横書きカタカナ文字」（上図）を発表した。その際の工夫として挙げられているのは、字体を縦長にすること、なるべく常用の字体に近く、一つ一つが読みやすく、語にしたときに語が全体として特徴ある形になることなどがある。一つの単語をひとまとまりとして認識しやすくするために、上下に突出した字になっているのがわかるだろう。

　このカタカナ文字は、東京帝国大学法医学教授の三田定則《みたさだのり》をローマ字論者からカナモジ論者に変えるほどの反響があったが、石原はこれだけでは満足しなかった。カタカナはもともと縦書きするために作られたもので、工夫しても、横書きのしやすさという点ではローマ字にはかなわない。それにローマ字だけでなくカタカナもつきつめれば純粋な日本人の独創ではなく、それを使うのでは国民の自尊心が許さない。とすると残るのは新国字、つまり新たに文字の体系を作ることしかない、と考えたようだ。

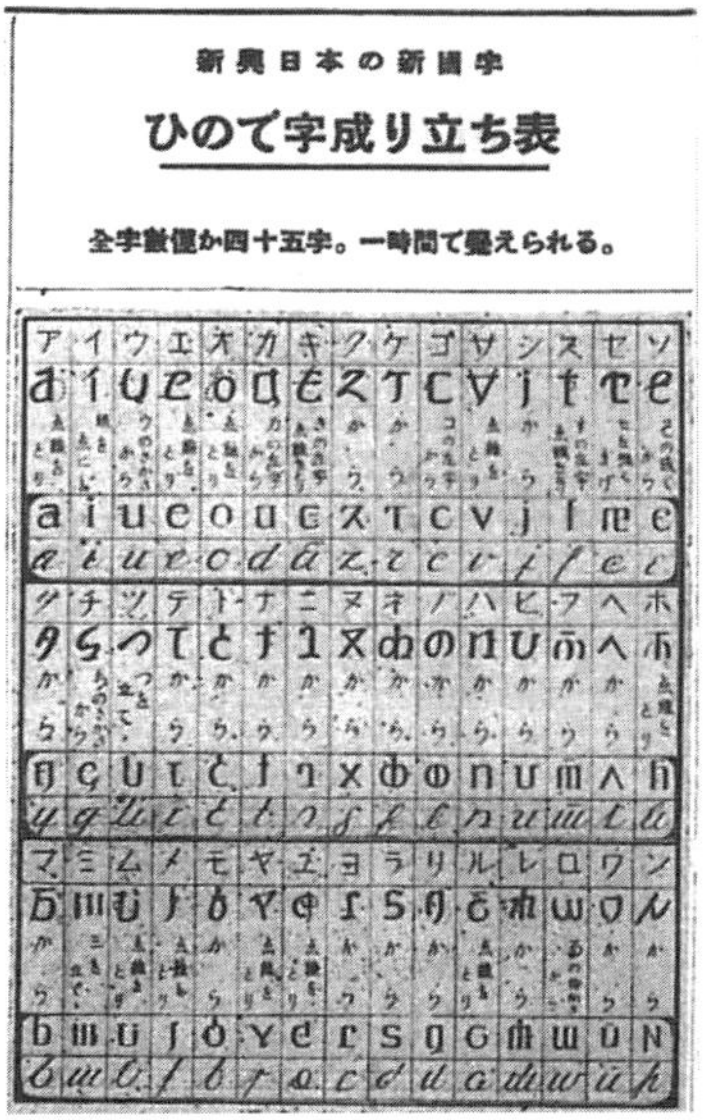

ひので字成り立ち表（『政界革新の先決問題』より）

　一九三三年、新国字の研究の必要性について石原らは衆議院と貴族院に請願書を提出した。衆議院では採択されたが、最終的にはいずれも不採択となった。それでもめげずに新国字の必要性を述べる論考を出したが、ローマ字論者の江口喜一に「新仮名文字創製は見込みのない事」と一蹴されてしまう。これに対して「やれば必ず出来る筈」と反論し、実際の作業にとりかかった。そのとき大いに参考にしたのが、中村壮太郎よる新国字「ひので字」だ。

ひので字は、ひらがなやカタカナなどを変形させてラテン文字風にあらためたもので、石原も「私共の理想に近いものとして推奨することを憚らない」とコメントを寄せていた。このひので字の方法、つまり音節文字である仮名の特徴は残しつつ、表記自体は他の文字を利用する方法を、石原はそっくりそのまま踏襲した。大学の助手の田野良雄（田野が文字創作に興味をもったとされるが、石原の指示に従っただけで、実際は当初は石原の立場に反対の意見を持っていた）と作業を進め、一九三九年に「東眼式新仮名文字」を発表した。東眼とは「東」京帝国大学「眼」科学教室のことだ。

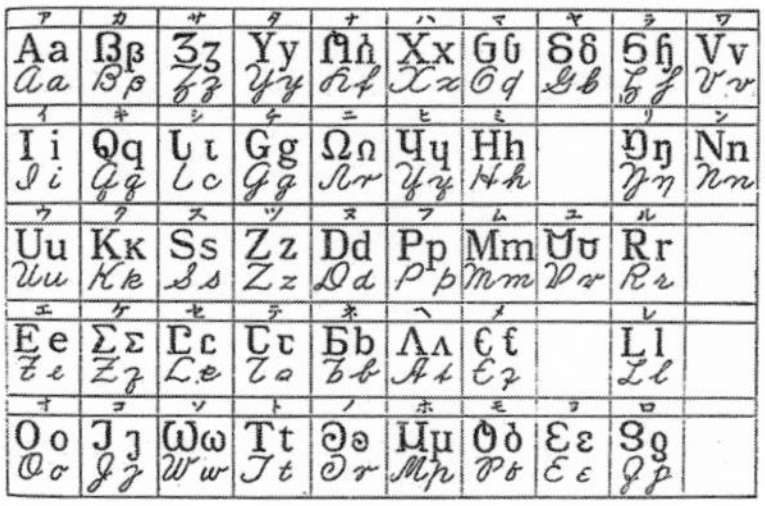
東眼式新仮名文字（「東眼式新仮名文字」より）

ひので字と比べてみるとアイウエオのほか、チ・テ・ヘ・モ・

リに該当する文字も一致している。ウ段は子音字で表記をする原則を設けており、それ以外はラテン文字、キリル文字などを使用しながらひらがな、カタカナに似せて作っているのだろうと推測できる。石原はこれが理想形とは思っておらず、今後の方向づけを示すものだと断っていた。ここで筆者は、欧米の文字を借りてくるのは、石原が気にしていた国民の自尊心は許すのだろうかと思ってしまうが、あくまで方向づけと考えれば理解はできる。

戦後、石原は教授職を引退して伊豆で開業しながら、改めて文字の研究に打ち込んだ。その意欲を高めた一端は、新聞記者の森恭三が極東国際軍事裁判（いわゆる東京裁判）の様子を記した文章（『滞欧六年』所収）だ。日米で裁判の速記録が作られたが、その速度が雲泥の差であったといい、文字を改革する思いを新たにしたようだ。戦後、ローマ字が学校で教育されたことから、ローマ字を石原の文字に組み入れていく方向で変更を行い、千野款二の「現代ガナ」や鳴海要吉の「ワビガナ」といった、ひので字以外の新国字も参考にした。前者はどういうものか不明だが、後者は「エスペラントを基礎に、日本の片仮名を取り入れて、ローマ字の配字法に従いながら、母音、子音、拗音のすべてを一字とした」文字（高橋 一九九三）のようだ。石原の研究は文部省の科学研究助成補助金もでて、一九五三年に「横書き仮名文字（左図）」、一九五九年に「あたらしい横書きカナ文字」を発表した。

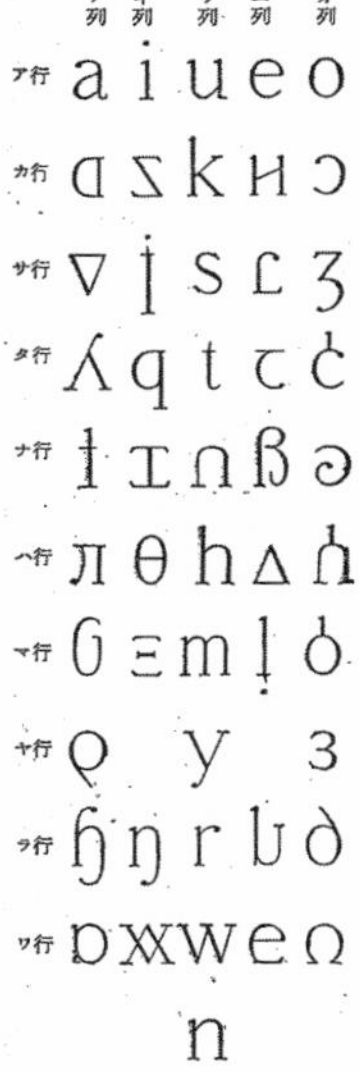

1953年時点の横書き仮名文字（「横がき仮名文字の研究」より）

個々の文字を「東眼式新仮名文字」と見比べてみると、かなりの文字が入れ替わっていることに気づく。ラテン文字やひので字と共通する要素が増えており、どちらかというと東眼式新仮名文字よりもひので字の改良版のようにも見えてしまう。

この「あたらしい横書きカナ文字」にいたって賛同者が次々に現れるようになった。この文字の活字製作を三省堂が引き受けて一九六一年に完成した。また、記者の山本初太郎が石原の意見に賛同して『あたらしい文字』という雑誌（石原式色覚異常検査表の印税を資金としていたという）を創刊した。『あたらしい文字』では山本とゲストとの対談が毎号のように載っているが、石原の文字に賛同する人もいれば、意見の明言を避け続ける人、「興味ありません」と言う人などさまざまだった。当時の反応がどのようなものかうかがえる。

追い風が吹き始めたようにみえた石原だが、その後まもなく一九六三年に亡くなった。石原の遺志をそのまま継ぐものは現れず、『あたらしい文字』も終刊となった。

石原の事業そのものではないものの、石原の文字に対する情熱は周囲の医師に影響を与えていたようで、文字の改良を試みる者はわずかだが現れていた。石原がかつて後継を託そうとしたという白川初太郎は、漢字の簡略化を目指していた。白川は石原の提唱する文字が最も便利であることを認めつつ、日本社会がこれにいきなり移行するのは時期が早いとして、まずは漢字の簡略化を行うことを主張した。図のようにかなり思い切って字画を省略している。

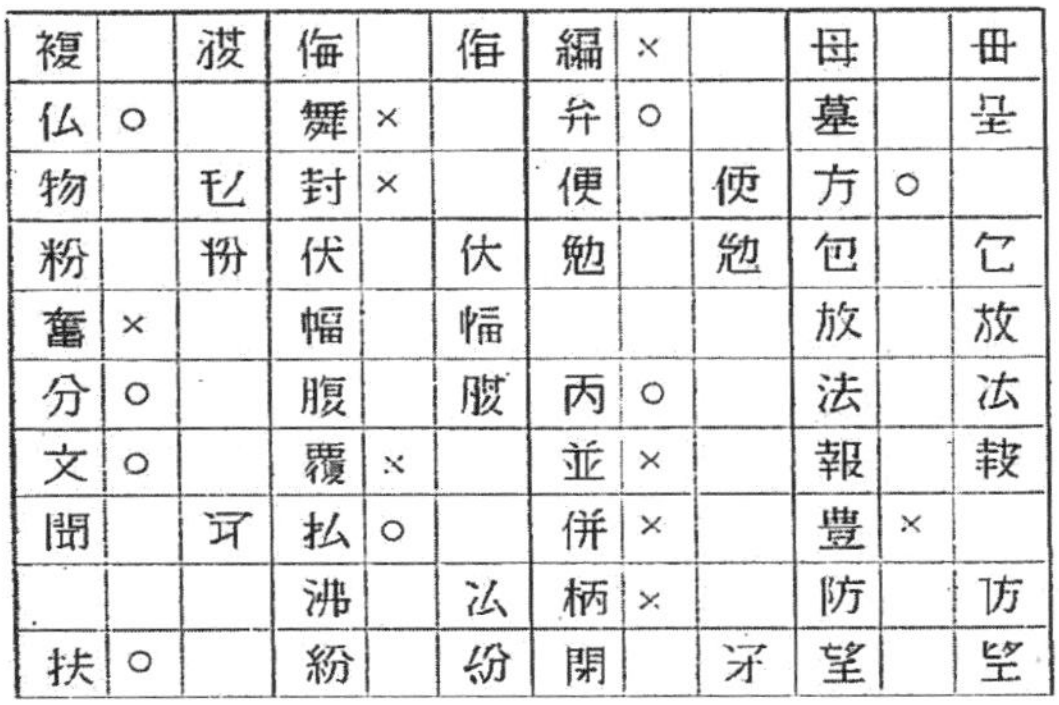

「試案略漢字表」（『文字とことばをやさしくするために』178ページ）

ほかにも眼科医の間で影響が見られた。一九二八年の眼科学会でも発表し、戦後は国語審議会の委員も務めた井上達二は、sh の音を「シ」、ch の音を「中」とするローマ字の一方式「中心式つづり方」を発表した（例えば「しんまち」は中心式で「ＳＩＮＭＡ中Ｉ」になる）。また順天堂大学眼科学初代教授の佐藤勉は、「ウ」に相当する長音を「Ｌ」で表す「大東亜つづり」を発表した。どちらもローマ字のつづり方の一案だが、別の字で代用するやり方は石原の影響かもしれない。

石原の文字をみた筆者の率直な感想は、それで近視問題が解決できるのか、だった。精神科医の式場隆三郎も『あたらしい文字』のゲストとして対談した際に、根拠となるデータの有無を尋ねているが、聞き手の山本は答えられなかった。後年に石原の文字に賛同した田野良雄も、根拠となる眼科学的な研究はなく、石原の「直観」「経験」に基づくと振り返った。「近視予防」が旗印とはなっているが、そこを突きつめてはいなかったところをみると、漢字廃止の思想が前提となっているところが見え隠れしている。結果的に「やや独善的」だという片塩氏の評価(片塩 一九九四)に筆者は賛同する。

もうひとつ、年齢を重ねるとともに文字をカタカナやローマ字に似せていったことで、横書きのしやすさや日本人の独創という、石原がもともと抱いていた理想は打ち消されていったようにも思う。ただ後からは何とでもいえるので、生涯を通して創作を試みた石原に敬意を表したい。

第三章　現代医学用語の生い立ち

現代の医学用語には、英語やドイツ語由来のものもあれば、漢字が連なったものもある。漢字からなるものには、漢方医学に由来するものや、蘭学の時代にできたもの、それらを近年に組み合わせたものなど、さまざまな種類があるのだが、現代の用語をただ眺めているだけではその背景にある生い立ちはなかなか見えてこない。

この章では、現代の医学用語に残る、不思議な漢字や読みなどの生い立ちを追ってみる。残念ながらすっきりと謎が解けるというものばかりではないのだが、用語の生い立ちに関わる要因が実に複雑であることが、おわかりいただけるのではないかと思う。

一、膵臓を表す文字の候補

「膵臓」の「膵」がいわゆる国字、日本製の漢字であることをご存じの方もいるかもしれない。

杉田玄白や前野良沢らの手による『解体新書』から三〇年あまりたって、宇田川榛斎《うだがわしんさい》が『医範提綱』の中で使い始めた個人文字が、医師の間で使われるようになり、一般に広まっていったものだ。最近では、住野よる著『君の膵臓をたべたい』でさらに「膵」の認知度が高まったのではないだろうか。

笹原宏之氏によって「膵」や「腺」といった字が、個人のみで使用する文字から始まり、世間一般で使用するに至るまで広がっていった過程が明らかにされた。その論考の中には同時に、「膵臓」というこれまでの東洋医学にはなかった概念をどう文字に表そうかという苦心のなかで、生み出されたものの定着に至らずに消えていった数々の文字たちのことも述べられている。「膵」という字が生み出された時代に、ほかにどのような字が使われたかを見ることで、「膵」の生い立ちを追ってみる。

西洋医学が流入するまでの日本人が、実際に膵臓の存在を知っていたかどうかはさておき、西洋医学でいう膵臓の概念を訳したはじめは一七七四年に刊行された『解体新書』のなかにある「大機里爾《キリール》」あたりだろう。機里爾は「Klier（キリール）」というオランダ語で「腺」の意味だ。つまり膵臓は「大きい腺」すなわち「腺の集まり」というわけだ。これを先人は一字で表そうとしてきた。ちなみに当時はまだ「腺」という字もなかったので「腺」を使わずに表現することになる。

【胥】

海上随鷗《うながみずいおう》（稲村三伯《いなむらさんぱく》）という蘭学者が造ったのがこの字だ。これ以外にも一〇〇〇字以上の造字を行っておりそのうちの一つということになる。「猤」の部分は『解体新書』などで「形、犬舌のごとし」というふうに膵臓の形について書かれた箇所が関連していそうだ（「犬」が「けものへん」に変化していることになる）。読みは「恬《てん》」という字と似ているからか、「テン」となっている。宇田川榛斎『医範提綱《いはんていこう》』を作るための詳細版である『西説医範』という医学書を書き写した写本の一種に、この海上随鷗の文字を使っているものがあるのだが、その写本にのみ登場する文字なのだ。ほとんど海上随鷗あるいはその文字を使う弟子による狭いコミュニティでの使用どまりだったということになる。一〇〇〇字も一気に作られたら弟子としてもそれを受け継ぐのはさすがに難しかったのだろう。後世には残ることはなかった。

【腟】

野呂天然《のろてんぜん》という医師が用いたのがこの「腟」だ。野呂天然は宇田川榛斎や海上随鷗と同時代の医師だが、その思想は周囲からあまり受け入れられていなかったようだ。著書に難しい字を使うことが多いが、宇田川榛斎の「膵」のような「造字」をすることについては批判をしていて、自分の使う字は、すでに使われなくなった字の再利用なのだ、というスタンスをとる。「腟」は字書によると「小児の陰茎」や「縮む」といった意味合いで載っているのだが、野呂天然は「肉（月）」と

「酸」の省略形という解釈をして、酸性の分泌液を出す臓器（肉）を表す字として使おうとした（実際のところ膵液はアルカリ性である）。しかし野呂天然の字の使い方は広まらなかったため、この字も広まらなかった。

【⿰月里】

いつだれが造ったのかはっきりしないのが、この「⿰月里」という字だ。一八〇五年の『医範提綱』以前に書かれたと思しき『蒲朗加児都《ブランカールト》解剖図説』に「大キリール」という訳語に混じってこの字が使われている。この本は宇田川榛斎が書いたと思われるので、この字は宇田川榛斎が「膵」を作る前に考えた字なのかもしれない。「機里爾」の「里」の部分を字の旁《つくり》として用いた字なのだろう。他にこの字が見られたのは、宇田川榛斎の養子である宇田川榕菴《うだがわようあん》の名前で一八一三年の記載がある『西説医範』の一写本、一八一六年筆写の記載がある私蔵の『傷寒論』写本、一八一五年に著したとされる新宮涼庭《しんぐうりょうてい》『解体則』という解剖学書の写本、蛮社の獄で知られる蘭学者、高野長英の『漢洋内景説』があって、少なくとも数人の使用実績があったようだ。しかし宇田川榕菴、新宮涼庭も後の著作では「膵」の字を使用するようになっており、この字は廃れていった。

【肫】

　杉田玄白らの弟子である大槻玄沢《おおつきげんたく》が『重訂解体新書《じゅうていかいたいしんしょ》』で使ったのがこの「肫」という字だ。『重訂解体新書』は一七九八年には原稿ができていたようだが、世に刊行されたのは一八二六年とかなり遅かった。大槻玄沢は膵臓をあらわすオランダ語やラテン語を「腺（キリール）＝肉」と「集まる＝屯」という意味に分解し、「肫《トン》」という字を作ったということを述べている。この字は字書には「鳥の内臓」という意味で載っていて、そのことを大槻玄沢も認識していたが、これは「偶然」としていてあくまで字を造ったという意識のようだ。その後、本間玄調《ほんまげんちょう》『内科秘録』、高野長英の『西説医原枢要《せいせついげんすうよう》』、杉田玄白の子である杉田立卿《すぎたりゅうけい》の『瘍科新選《ようかしんせん》』の中で使用例が確認でき、これも数人の使用例が確認できるのだが、それ以降は広まらなかった。刊行されたときにはすでに「膵」が広まりつつあったのが要因だろう。

【膵】

現在まで生き残った「膵」は、一八〇五年の宇田川榛斎『医範提綱』で使われはじめた字だ。どういう意図で造ったかまでは書いていないが、腺が集まっているという発想は、大槻玄沢の「肫」と同じで、「萃」も「集まる」という意味合いがある。大槻玄沢と同じ発想法なのに、文字の広まり方がここまで違うのには、『医範提綱』が広く読まれたところに最大の要因があったようだ。

ほかにも、漢方医学でいう五臓六腑の三焦と関連づけて一字で表す方法（84ページ参照）もみられたが、「膵」をのぞいて定着することがなかった。しかしここで述べた数例だけでも膵臓という臓器を形態（海上随鷗の例）から、原語（キリールの「里」を用いる例）から、機能（「酸性」や

「集まり」などを利用する例）からと多方面から一字に表現しようとした形跡が見て取れる。筆者としては、最終的にどういう字が生き残っていくのかと同じくらい、見えないところでどんな悪戦苦闘をしてきたかというところもおもしろいと思っていて、引き続き「発掘」していきたいと思っている。

二、「腺」を表す文字の候補

膵臓を表すために「膵」以外にもいくつかの字が転用されたり造られたりしたというのをみた。同時に造られた「腺」という字も、試行錯誤の末に定着したのは「膵」と同じだが、定着するまでに登場した語や字は「膵」よりも多い。採用されずに消えていってしまった用語たちに目を向けてみよう。

「腺」とは、現在では「涙腺」「唾液腺」「甲状腺」などの言葉に使われ、分泌することを主な機能とする器官を指す。また「リンパ腺」「扁桃腺」といういい方が、今でもときおり使われるが、現代医学ではそれぞれ「リンパ節」、「扁桃」と呼び、「腺」を使わない。これらは分泌を主機能とする「腺」組織ではないというのが理由だが、これら免疫関係の組織も蘭学の時代には「腺」のカテゴリーに属しており、リンパ節は関節の動きを滑らかにする働きがあると思われていた。当時の人々が訳し間違えたということではなく、現代と当時との間に医学の発展があったことによる差なのだ。

さて「腺」の概念の翻訳は当初『解体新書』で「機里爾（キリール）」という音訳で行われた。当時の翻訳はオランダ語を部分部分に分解して、それぞれに訳語を当てはめる逐語訳法がとられることが多かった。しかしキリール（Klier）はそれ以上分解できず、当時「腺」の概念がなかったために、ちょうど該当する漢語が見つからなかった。そのため「腺」の機能を考えて、漢字を組み合わせて新たな漢語を作ったり（「水羅《すいら》」「濾胞《ろほう》」「羅胞《らほう》」「滲胞《しんぽう》」「泌胞《ひほう》」）、既存の漢字を転用したり（「胭」「𦣝」「膔」）、新たな漢字を造ったり（「𦝫」「𦞙」「腺」）するなどの方法がとられた。ここでも笹原宏之氏の先行研究を参考に、そこに用例を補足する形でそれぞれの漢字・漢語の例をみていく。実は中国に目を向けると、これ以外にもさらにいくつかの語や字が登場するのだが、ここでは日本のものに限定する。

A、新たな漢語を作る、転用する

「腺」は、動脈の血液からさまざまな液体を分離する役割があるとされ、その役割をたとえて

「ふるい」（文献中では「水羅」、「篩羅《しら》」）で「濾過《ろか》」するという表現がみられた。ここから「水羅」（大槻玄沢『重訂解体新書』稿本）、「濾胞」（大槻玄沢『重訂解体新書』刊本など）、「羅胞」（新宮涼庭『解体則』写本など）、「滲胞」（宇田川榛斎『遠西医範』の一部）、「泌胞」（小森桃塢《こもりとうう》『病因精義』など）などの語が使われた。濾過という機能を表現する字に、膜につつまれたものとしての「胞」を組み合わせたものが多い。大槻玄沢は「水羅」から後に「濾胞」に変え、宇田川榛斎は「滲胞」から後に「腺」に変えたと思われるなど、個人の中で原稿から完成稿にいたる間で変更しており、試行錯誤をしていたようだ。

B、既存の漢字を転用する

【䐃】

「腺」という概念はこれまでの医学になかったと述べたが、実はあるのだという主張から転用して使われたのが「䐃」だ。大槻玄沢の『重訂解体新書』と三谷公器『解体発蒙』（82ページ参照）に記載があり、『解体発蒙』のほうは「䐃」に「キリール」と振りがなを振って本文にも用いている。対して大槻玄沢は「䐃」の字で翻訳できると述べつつも、「牽強を免れず」とし、使用しないと述べている。この字の根拠として漢方の古典『黄帝内経』の「肘膝後肉如塊」という記述を挙げている。これが現代の医学でいう膝窩《しっか》リンパ節などに該当するのなら、あながち間違いではないのかもしれないが、根拠として弱いということだろう。なんにせよ字形から字義がわかりにくいのもあり、定着しなかったと思われる。

【臘】

大槻玄沢が『重訂解体新書』の稿本の段階で使用したものの、刊行する時点では使わなかった字だ。しかも「水羅（腺のこと）」の項目の解説にはでてこず、膵臓の項目の解説の中にだけ登場する。「膵臓」の原語のうちキリールベッテ（キリール＝腺、ベッテ＝床）というオランダ語を逐語訳するときに、キリールに該当する言葉「水羅」の応用形として「臘」を使用した。この字について大槻玄沢は「新製字」としているが、「驢腹下肉」という意味の既存の字があることを認識しており、これは「肫」（123ページ参照）と同じく偶然の一致だという。『重訂解体新書』が完成されたときに「水羅」が捨て去られるとともにこの字もお蔵入りになった。

【膔】

候補としてこれまでの研究であまり取り上げられてこなかったのがこの字である。野呂天然が『生《せい》象《しょう》止《し》観《かん》』『生象約言《せいしょうやくげん》』の中で用いた。野呂天然は

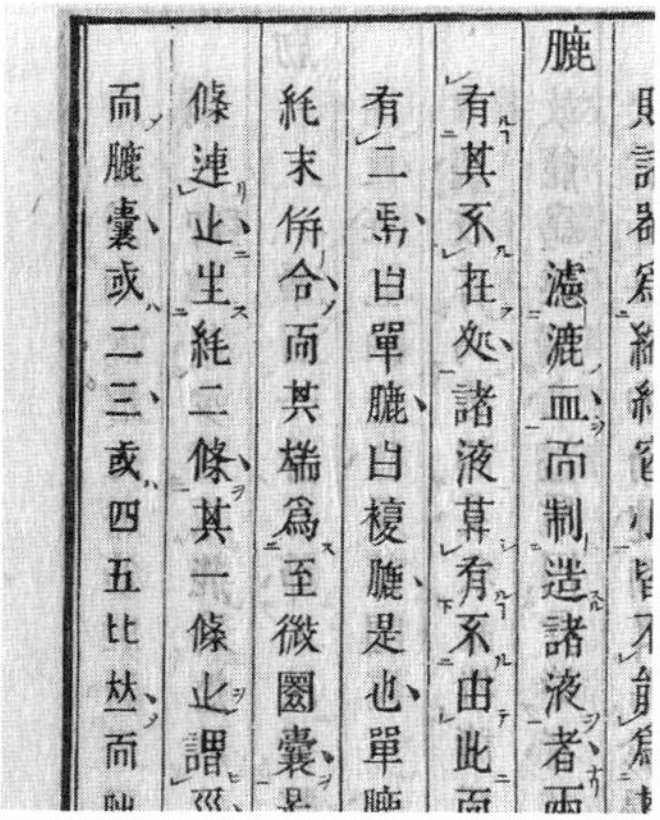
膔
濾漉血而制造諸液者
有其不在処諸液莫有不由此
有二焉曰單膔曰複膔是也單
絍末併合而其端爲至微圏嚢
條連止生絍二條其一條止謂
而膔嚢或二三或四五比比而

野呂天然『生象止観』（京都大学貴重資料デジタルアーカイブ）

あまり使われない字を転用する方法をとることが多かった。天然は「腺」の濾過するという機能を「濾漉《ろろく》」と表現していることから、「漉」の旁《つくり》である「鹿」を含む「膔」を転用したものと思われる。「膔」は『大漢和辞典』巻九は「腹が鳴る」という意味で載っており、「腺」とは無関係だ。この字も野呂天然の個人的な使用にとどまったようだ。

C、新たな漢字を造る

【⿰月⿱从走】

海上随鷗（稲村三伯）とその門人の藤林普山《ふじばやしふざん》が用いた。「从」は、「竹」の彼らによる書き癖で、海上随鷗の造字の中では「管」を意味することが多い。「走」は「簁（ふるい）」という字の一部をとったものだろうと笹原氏が指摘している。「管」＋「ふるい」＋「臓器」を組み合わせることで分泌する器官であることを一字でなんとか表現しようとしたのだろう。門人の藤林普山は『蘭学逕《らんがくけい》』という著作の中で、「从」をはぶいた「⿰月走」の字を使っているが、それ以外にはほとんど使われなかった。海上随鷗は非常に多くの造字を行ったが、門人も使用した字はそのうちごくごくわずかであり、そのわずかな数文字の中この「⿰月⿱从走」「⿰月走」が含まれていた。それだけ「腺」の概念をうまく表現したいという需要があったということだろう。

【⿰月粒】

京都の医師、新宮涼庭が『解体則』写本の中でこの字を使っていることを中山沃《なかやまそそぐ》氏が指摘している。『解体則』は、新宮涼庭が長崎に遊学したときにオランダ通詞の吉雄権之助《よしおごんのすけ》に師事しながら翻訳したものだ。そしてこの吉雄権之助が『布斂己《プレンキ》外科書』や『外科新書』で「⿰月粒」を使っているのを筆者は最近見つけた。新宮涼庭が長崎にいる間に書いた別の書『血論』では「腺」を使っていることから、吉雄権之助が使っていた「⿰月粒」を、弟子の新宮涼庭が影響を受けて使っていたと考えている。吉雄権之助は、一方では『医範提綱』の「膵」を使い、他方では『医範提綱』の「腺」をほとんど使わず「⿰月粒」を使っているので、「腺」の存在を知りながら、あえて新たな字を使っていたのだろう。中山氏は「⿰月粒」はリンパ節の意味で使い分けていたと指摘するが、筆者が見たところこういった使い分けは確認できなかった。吉雄権之助の他の門人（高野長英や伊東玄朴《いとうげんぼく》など）の著作には「⿰月粒」は見えないので、一時的な使用にとどまっていたのだろう。

【腺】

「腺」は宇田川榛斎が『医範提綱』で使用し、現在まで受け継がれている。「腺」がやや特殊なのは、これまでの例の多くにあった「濾過（分泌）する」意味の要素がないことだ。代わりにある「泉」という要素について、松本秀士氏によると、宇田川榛斎の『医範提綱』では「腺」（ここではリンパ節）は血液からリンパ液を生み出しリンパ管へと流す存在として書かれ、霊液（神経液）とともにリンパ液が生命の根源とされたという。リンパ液の根源すなわち「泉」という意味合いがあるだろうということだ。笹原氏が指摘するように、造語が造りやすいなどの要因もあって現在まで使われていると思われる。

こうしてみると「膵」よりも、さまざまな候補が乱立していたことがわかる。その理由は「膵」とはちがって、オランダ語をそれ以上分解する逐語訳の方法がとれなかったことによると思う。こういうケースこそ翻訳の知恵が試される場ということなのだろう。こうして並べてみるとはかないものも多く、筆者はそこにいとおしささえ感じてしまう。

三、「腟」「膣」はどのように使われ始めたか

「腟」「膣」というと、尾籠な話と思われる方がいたら申し訳ないが、この字はかなり興味深い歴史を経ている。現在、女性生殖器の名称として使われていることはいうまでもないが、その使い方は日本で、そして蘭学の時代に生まれたものだった。この字の生い立ちを追うにあたってまずは、どのように使われ始めたのか、どうして二つあるのか、どうして「チツ」と読むのか、ということについて取り上げよう。

まずはじめに、「膣」と「膣」はいわゆる国字、すなわち日本製漢字ではない。「腺」や「膵」といった日本製漢字が成功をおさめ、また「膣」「膣」も一字で西洋医学の概念を表した成功例なので、誤解を生みやすい。これは中国の辞書に載っているものを大槻玄沢が「再利用」したものだった。

「膣」「膣」にあたる部分を、蘭学以前の医学では「陰門（陰部にある出入口）」や「産門（出産のときの出口）」などと表現していた。これをオランダ語では scheede（英語で言うと sheath に相当）といい、『解体新書』ではこの部分を「莢（サヤ）」と訳した。サヤエンドウの「サヤ」だ。大槻玄沢は『解体新書』の改訂作業にあたっており、一七九八年に原稿が完成するのだが、その一年

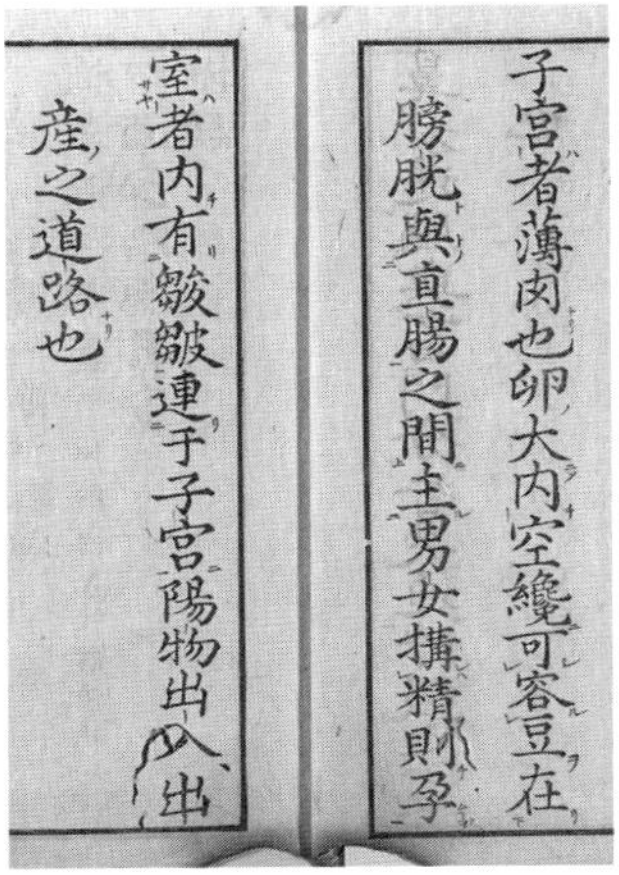
子宮者薄肉也卵大内空纔可容豆在
膀胱與直腸之間主男女攝精則孕
室《サヤ》者内有皺皺連于子宮陽物出入出
産之道路也

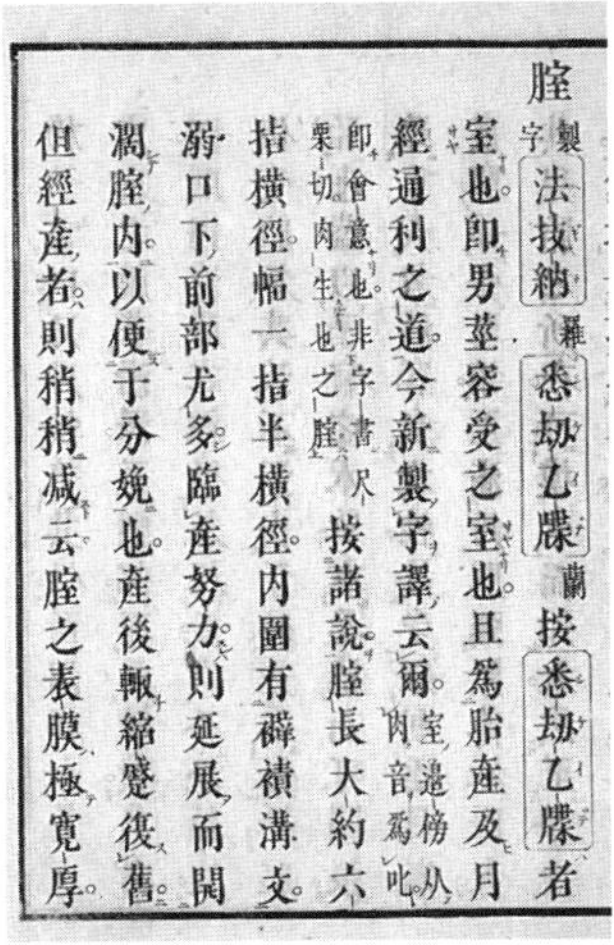
膣
製字 法抜納 羅 悉刼乙牒 蘭 按悉刼乙牒者
室《サヤ》也即男茎容受之室也且爲胎産及月
經通利之道今新製字譯云爾 室邊傍从肉音爲叱即會意也非字書尺栗切肉生也之膣
按諸說膣長大約六
指横徑幅一指半横徑内圍有襵襀溝文
溺口下前部尤多臨産努力則延展而闊
潤膣内以便于分娩也産後輙縮襞復舊
但經産者則稍稍減云膣之表膜極寛厚

上：大槻玄沢『官能真言』（左側一字目）
下：大槻玄沢「翻訳新定名義解」（『重訂解体新書』に附随）

前の一七九七年に刊行された『官能真言《かんのうしんげん》』という本に「㬼（サヤ）」とある。この「㬼」が「膣」字が生まれる前段階だったと思われる。

一七九八年にできた『重訂解体新書』の原稿は、早稲田大学に所蔵されており、そこに「膣」の字が現れる（画像は一八二六年の刊本のもの）。説明文（二行目）に「男茎受容の㬼（サヤ）なり」とあるように、オランダ語 scheede をやはり「㬼」と翻訳している。「膣」という字に、オランダ語の翻訳である「㬼」と、臓器を表す「月（にくづき）」を加えた「会意」という意図をもたせていたようだ。大槻玄沢は「製字」「新たに字を製して」と書いてはいるが、これまでにもみたように（第二章、62ページ参照）、玄沢はもともとある字を再利用して医学用語を作っていたので、これを額面通りに受け取ってはいけない。玄沢は、字書に「尺栗切」の音で載っている「膣」とは違うと書いているのだが、それはつまり、字書に同じ形の字があることを把握していたということを表す。そして読みは「尺栗切」「音叱」つまり「シツ」と読ませていた。使われはじめの読みは、現在の「チツ」と違っていたのだ。

では、もともとある「膣」という字は何者なのだろう。「膣」と「膣」とを中国の字書で引き比べてみると、135ページの表のようになった（〇〇切や音〇は発音を表す。相当する日本語の音読みを括弧に示した）。ちなみに意味はどれも「肉が生じる」というように載っていて、現代の女性生殖器の意味とはもちろん異なっている。字書によって異なるのは、字音（音読み）だ。こうやってみると「腟」も「膣」も大多数には「チツ」という読みで載っているが、一部『字彙《じい》』や『正字通《せいじつう》』の「腟」には「シツ」の読みがある。大槻玄沢はこの一部だけの読みを採用していたことがわかる。しかし、権威とされた『康熙字典《こうきじてん》』をはじめとした多数派である「チツ」の読みも無視できない。蘭学の時代の人でも、「腟」を字書でひいたら「チツ」の読みにでくわすことのほうが多かっただろう。

そういった理由なのかはわからないが、『重訂解体新書』の用語を参考に書かれた、一八〇五年の宇田川榛斎『医範提綱』では、「腟」の字を使いつつ、横に「チツ」の振りがなを振っている。この『医範提綱』は広く読まれたので、「腟」の字と「チツ」の読みが広がったのだろうと考えている。

ここまで、まだ「膣」はでてきていない。女性生殖器の意味の「膣」がいつ出現したのか、はっきりとしたことはわかっていなかった。具体的にそれに言及しているものとして、府川充男氏が日本初の和英辞典『和英語林集成』再版（一八七二）にあることを指摘しているくらいだった。一八七二年というと明治初期だ。大槻玄沢の『重訂解体新書』の原稿からは八〇年近く経過している。

では江戸時代にはないのかと思い、筆者が探してみたところ、七冊の医学書で見つけることができた。

決定的だと思われるのは、緒方洪庵《おがたこうあん》の『扶氏経験遺訓《ふしけいけんいくん》』だ。フーフェラントの医学書の翻訳で、

	腟	膣
龍龕手鑑	丑一切（チツ）	—
大広益会玉篇	丑一切（チツ）	音窒（チツ）
五音篇海	丑一切（チツ）	音窒（チツ）
字彙	尺栗切（シツ）	『字彙補』（腟に同じ）
正字通	音叱（シツ）	—
康熙字典	丑一切（チツ）	音窒（チツ）

表.「腟」「膣」の字書上の読み

子宮焮衝
宮部疼痛シテ緊満腫脹シ膣内熱シテ
探ルニ痛ヲ覚エ小便淋瀝澁閉シ大便窘
結スル等種々ノ交感證ヲ發ス

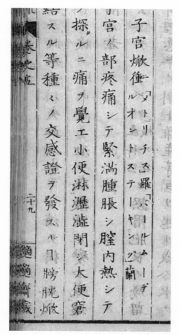

緒方洪庵『扶氏経験遺訓』巻五（画像二行目「膣内熱シテ」）

一八五七年から数年にわたって刊行された。緒方洪庵は適塾で福沢諭吉など多くの門下生を育てたことで知られ、『扶氏経験遺訓』はその代表作とされる。そこに複数の「膣」の字があるのだ。むしろ当時の医学書で圧倒的多数を占める「腟」の字は使われていなかった。緒方洪庵は字体について細かく注文するなど、こだわりをもっていたという指摘がある（浅野 二〇一九）。経緯はわからないが、「膣」の字もこだわりの結果なのかもしれない。緒方洪庵の影響力、そして「膣」の字が印刷物として流布したことが、「膣」の字が広まった大きな要因だと思っている。

では緒方洪庵が「膣」の字を使い始めたのかというと、それははっきりしない。筆者は、緒方洪庵はすでに出現していた「膣」を採用したに過ぎないのではないかと思っている。「膣」の字を見つけた残り六冊の医学書は、ほとんどで「腟」「膣」の字が両方ともごちゃごちゃに混在していた。「腟」から「膣」が生まれる要因として考えられるのは、ウかんむりを穴かんむりに書く異体字があるため、室が窒とも書かれたかもしれないということ（杉本つとむ氏の指摘）、「チツ」の字音にしっくりくる「窒」をつい書いてしまったこと、がある。どちらにしても自然発生的に出現しうるので、ごちゃごちゃな混在っぷりはその過渡期を見ているのではないかと思っている。もし緒方洪庵が提唱者でその影響力で使われ始めているのだとしたら、あまりにも統一されていないようにも思う。これは推測でしかないが、緒方洪庵は、混在している「腟」「膣」のうち、字音「チツ」と旁の音が一致している「膣」のほうが読者の理解によいと思ったのではなかろうか。

煮え切らないのは「膣」が出現した年代が確定しきれないことにも原因がある。緒方洪庵のもの以外の六冊は、どれも写本（手で書き写したもの）で、元の医学書ができた年代はわかっても、書き写した年代がはっきりしないものが多い。唯一はっきりしているのは一八五九年のもので『扶氏経験遺訓』の刊行とほぼ同時期だ。今のところ、遅くとも一八五〇年代には「膣」の字が使われ始めたといえる。写本の年代がはっきりしているものに「膣」の字が見つかれば、さらに出現年代は遡っていくことができるだろう。

まとめると、大槻玄沢がオランダ語を「室」と訳したうえで「膣」の字を再利用して「膣（シツ）」とし、宇田川榛斎は「膣（チツ）」と読ませ、最初かはわからないが緒方洪庵が「膣（チツ）」を使用して広まった。しかし、やはり主流は「膣（チツ）」にあった。江戸時代だけでもかなり複雑な歴史を経ていることがわかる。

※掲載画像は全て京都大学貴重資料デジタルアーカイブより

四、「膣」「腟」はどちらが「正しい」のか

「膣」と「腟」の字は、江戸時代の間でもすでに複雑な過程を経ていた。女性生殖器として使われ始めたのは「膣」が先で、読みが「チツ」に変わったものの、「膣」が多数派、「腟」は少数派であった。しかし、時代がくだって現代の表外漢字字体表では、印刷標準字体に「膣」が選ばれていて、「標準」が逆転しているように見える。印刷の字体と医学用語とで標準あるいは「正しい」とされる字が異なることは不思議だ。この間に何が起こったのだろうか。

明治時代になると、他の書籍と同様に、医学書の出版にも変化が起こり、木版印刷から活版印刷が主流になってくる。活版印刷では活字を並べて印刷するので、その活字にどの字が備え付けられているかという問題がある。モルモットの字を調べていた荘司秋白(98ページ参照)の一九二六年の文章によると、「膣」の活字はあっても「腟」の活字を備え付けていないという状況があって、「腟」表記を要求されても「膣」の活字しか用意できない事態があったようだ。これはなかなか興味深い。「膣」と「腟」どちらを使うか悩んだところで、技術的なところで制約があったかもしれないからだ。明治期を含む活字字形をみる資料として『明朝体活字字形一覧』というものがあり、その表のうち「膣」と「腟」の部分を抜き出すと左の表の通りだった(異なるページにある「膣」

道光版 康熙字典 1831年	(1) 五車韻府 1820年	(2) 米長老会 1844年	(3) 英華書院 1860年	(4) 美華書館 1873年	(5) 国文五号 1887年	(6) 国文四号 1887年	(7) 築地二号 1892年	(8) 築地五号 1894年	(9) 製文初号 1903年	(10) 製文二号 1906年	(11) 築地三号 1912年	(12) 大阪三号 年代不明	(13) 築地二号 1912年	(14) 築地五号 1913年	(15) 築地四号 1913年	(16) 博文四号 1914年	(17) 宝文四号 年代不明	(18) 宝文二号 1916年	(19) 宝文一号 1916年	(20) 秀英一号 1926年	(21) 民友35P 1934年	(22) 築地三号 1935年	(23) 朝日漢字 1946年	修訂版 大漢和 1960年
腟					腟	腟	腟	腟				腟	腟	腟		腟	腟	腟					腟	腟 29667
膣					膣			膣			膣			膣		膣	膣					膣	膣	膣 29849

表.『明朝体活字字形一覧』

「膣」の字のところだけ抜粋)。縦方向に見ると、さまざまな活字セットが並んでいるわけだが、「腟」「膣」の二字ともそろっているものもあれば、たしかに「腟」か「膣」どちらかだけのものもある。

筆者は活字について詳しくないので、この表だけで荘司秋白の記述の裏付けにできるか自信がない。そこで実際の医学書でこういった現象を観察できないかと思って探してみると、確かにそれらしきものがあった。

一八八八年(明治二一)の『産科攬要《らんよう》』という産科学書で、見出し部分は楷書体活字、本文は明朝体活字になっている(次ページ図)。よくみると、見出しは「腟」、本文は「膣」と書かれている。他の箇所でもやはり見出しの楷書体活字は「腟」、本文の明朝体活字は「膣」だった。見出しと本文で字を変える意味はないので、これは活字の制約によるものなのだろう。荘司の文章は昭和初期のものなので、明治から大正を経て昭和に入っても、この活字の問題があったということがわかる。

活字の制約があったと思われる時期、特に明治時代には、医学書の中で「膣」が使われる頻度が今よりもかなり多い。「腟」のみ、もしくは「腟」「膣」が混在している

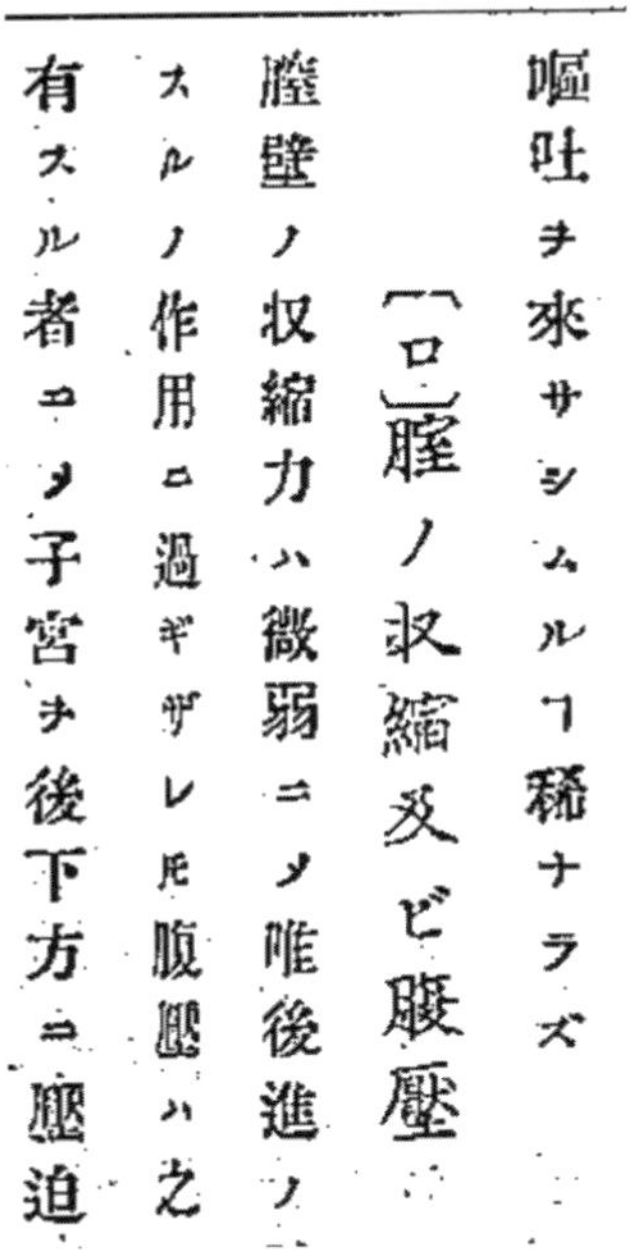
嘔吐ヲ來サシムルヿ稀ナラズ
〔ロ〕膣ノ收縮及ビ腹壓
膣壁ノ收縮力ハ微弱ニ〆唯後進ノ
スルノ作用ニ過ギザレバ腹壓ハ之
有スル者ニ〆子宮ヲ後下方ニ壓迫

『産科攬要』76ページ（国立国会図書館デジタルコレクション）

のが優勢ではあるが、阿保任太『産科治法』（一八九二）、佐藤勤也『実用産科学』（一九〇一）など、「膣」だけを使って書かれた医学書もあった。『新医学大字典』（一九〇二）、『羅独和訳医学字典』（一九〇六）など一部の対訳医学用語辞典では、「腟」ではなく「膣」を見出し語として掲出するものもあった。

活字の話を先にしたのは、こうした「膣」の増加をみたときに、江戸時代の緒方洪庵の流れで各著者が意識的に「膣」を選んでいるのか、活字がないのでしかたなく「膣」表記になったのか、どちらかを判断しにくいということを言いたかったからだ。ただ、荘司の証言からは「膣」表記を求める声があったということであり、今よりも「膣」表記の需要はきっと多かったのだろう。

明治時代の後半になると分野ごとの医学用語集、医学用語辞典が作られるようになる。解剖学の用語集のさきがけである『解剖学名彙』（一九〇五）や、産婦人科領域初の本格的用語集である『産科学婦人科学術用語彙』（一九三六）では「腟」の字が選ばれた。実は、学会が関与する医学用語集では、それ以降も、時代や分野を問わず、一貫して使用されているのは「膣」ではなく、「腟」なのだ。おそらくその理由は大槻玄沢が最初に「腟」の字を使ったからだろう。現代では、より画数が少ないほうを選ぶ（『日本医学会医学用語辞典』の凡例）という理由付けもあるようだ。

一方で、二〇〇〇年の表外漢字字体表では「膣」が印刷標準字体になっている。印刷標準字体というのは、印刷される文字の標準とすべき字体のことで、基本的に清代の『康熙字典』の正字体、あるいはそこからつながる明治以降の活字字体（「いわゆる康熙字典体」と呼ばれる）によるとされている。しかし、「腟」や「膣」が女性生殖器の名称として使われるようになるのは『康熙字典』より後のことだ。しかも『康熙字典』にはこの二つの字の関係性は書かれていない。135ページで中国の字書の引き比べをしたが、この両者を異体字として扱うのは『字彙』を補足した『字彙補』だけだった。日本ではそれを引用したと思しき江戸時代の『増続大広益会玉篇大全』の「膣」の字に「腟に同じ」とあるくらいで、両者の関係性の根拠がしっかりしているわけでもない。また、印刷標準字体の目安の一つとなる明朝体の活字字形でも、上の表で見たように「腟」と「膣」どちらかが圧倒的な多数派というわけでもない。直井靖氏によると、表外漢字字体表が掲げる「いわゆる康熙字典体」とは、現代日本の字書類が掲げる規範的な字体に近いものであるという。「膣」「腟」については、国語辞典類を列挙し、「膣」字形が多く掲出されることを示していた。

とすると、「腟」「膣」のずれの謎を解くカギは、字書・辞書の記述にあるのかもしれない、と筆者は考えた。そして調べてみると、どうやら中国の辞書の影響がありそうだということがわかってきた。

順を追って説明しよう。

江戸時代の日本で「腟」という医学用語ができて、明治時代には「腟」以外に「膣」もそこそこ使われている状態であった。そのころ清朝末期の中国でも、宣教師などが西洋医学の用語を中国語に翻訳していた。そこでは「陰道」という訳語が使われていて（現代も「陰道」と呼ばれている）、「腟」や「膣」の医学用語としての意味が伝わったのは、それ以降のこととなる。日本の医学用語が中国に伝わる橋渡しになったのは、中国から日本へ留学する留日学生たちだ。留日学生は当時日本で出版された医学書を持ち帰って中国語訳して出版している。なかでも「丁氏医学叢書」という訳書シリーズがあり、その元となった日本語医学書をみると、「膣」が使われているものがあった。ちなみに「丁氏」とは丁福保《ていふくほ》（一八七四―一九五二）のことで、中国語学などを修めた方はご存じかもしれないが、最古の字書『説文解字《せつもんかいじ》』の注釈集である『説文解字詁林《せつもんかいじこりん》』を編纂した人物だ。話を戻すと、他に、留日学生によって作られた『新爾雅《しんじが》』（一九〇三）という用語集では、「腟」の字が使われていた。このように明治後期（清朝末期）には、「腟」「膣」の両方の字が中国に伝わっていたようだ。ここで注意が必要なのは、明治時代は活字の制約もあってか「膣」の頻度がそれ以外の時代と比べて多く、対訳辞書類にも「膣」が使われていたという事実だ。大槻玄沢が使い始めたという経緯までは知らないと思われる留日学生からしたら、「腟」「膣」のどちらが「正統」か判断がつきにくかったのではなかろうか。

一九一五年に中国で作られた『辞源』という字書は、日本の新語を取り入れていたことが、陳力衛氏により指摘されている。その『辞源』では「膣」に生殖器の意味を載せ、「腟」の字は親字として掲出すらされていなかった。この扱いの差の理由は定かではないが、明治期に「膣」が多かったこと、「チツ」の音読みと「窒」とが一致することなどから、こちらが「正統」と判断したのだろう。

その影響は日本にも及んだ。それまでの辞書類、例えば一九一二年の『漢和大辞典』や『新訳漢和大辞典』には、「腟」「膣」の字は載っていても、意味はもともとの「肉生」だけで、女性生殖器の意味は載っておらず、異体字の扱いもしていない。一九二三年の『字源』、一九三六年の『新修漢和大字典』までくると女性生殖器の意味が載るようになり、「膣」と「腟」を「同じ」というように関係づける記載が出てくる。一九一二年から一九二三年の間にあったことというと、やはり上の『辞源』の存在が気にかかる。一九三四年の大槻文彦『大言海』で、膣について『辞源』の記述を引用していることからも、当時の辞書編集者が『辞源』を参考にしていた形跡がうかがえる。

以上のいくつかの間接証拠からは、日本の「膣」も「膣」も中国に伝わったものの、中国の『辞源』で「膣」ではなく「膣」に女性生殖器の意味を載せたことが少なくとも要因の一つになって、今度はその扱いの差が日本に伝わって、日本の辞書の中で「膣」に正統性を与えられやすくなったという流れが見えてくる。中国と日本を行ったり来たりしている間に、ずれが生じてきたといったところだろうか。

一方で、医学分野ではたんたんと「膣」を標準にし続けてきており、「膣」の扱いに関する辞書の記述は、医学分野の外で行われてきた。タイトルの問いである、どちらが「正しい」かは、どの世界での「標準」かによって答えが変わってくる、という答えになる。もはやどちらの表記も「誤り」と断じることはできないレベルになっているのではなかろうか。

五、「癌」の不思議

「癌《がん》」といえば厚生労働省の五大疾病にも含まれており、おそらくほとんどの人が聞いたことのある医学用語だろう。現在の常用漢字表には入っていないが、実際に使われることが多い「癌」は、漢字の視点からみるとかなりかわった経歴の持ち主だ。

かつて「癌」は日本製の漢字だと考えられていた。一九一七年の漢和辞典『大字典』では「国字」として掲げられている。戦前に医学用語について議論が交わされた国語愛護同盟医学部会の雑誌『国語の愛護』でも、「癌」は日本製のものとして扱われていた。中国でもかつて「癌」は日本製だという研究者もあった。それに現代でも二〇〇七年の『新潮日本語漢字辞典』には国字として載っている。

国字とは、おおまかにいえば日本人が作った漢字（たとえば「峠」、「働」など）のことを指す。医学用語でいえば膵臓の「膵」、唾液腺の「腺」が江戸時代に作られた国字である。医学のような専門分野には、言い表しがたい概念を表現するために新たな文字が生まれる素地があるのは確かだ。しかし「癌」は日本製と考えられて「いた」のであって、そうではない。一体どういうことだろうか。

早くには医史学者の富士川游《ふじかわゆう》が「癌」は中国の宋の時代から見える字、つまり中国には以前からあったということを一九〇九年に指摘していた。しかしその知識は広まらず、戦後になって日中の研究者によって「癌」が中国で作られて日本に伝わった経緯が明らかにされてきた。

南宋の時代、一二六四年の『仁斎直指方《じんさいちょくしほう》』に「癌」の字が使われている。さらにさかのぼるという考えもあるが、不確かなので一応これを最古としておこう。「癌」はできものの一種という解説があり、男性には腹に多く女性には乳に多いと書いてある。女性のものは現在でいう乳癌のことを書いているのかもしれない。この本は後にも引用され、明の時代一五七五年の『医学入門』にも「癌」の字が使われていた。しかし一方で一二三六年の『婦人大全良方』をはじめとして、中国では今でいう乳癌のことを「乳岩」または「乳巖」と書く書き方が主流だった。硬いできものを「岩」にたとえたのだろう。「癌」の字の内部にある「嵒」も「岩」と同様の意味であり、たとえるものは一緒だったのだろう。

日本ではどうかというと、明の時代の『医学入門』が日本に伝わって使われたというところにポイントがある。大阪の医学の歴史では欠かせない古林見宜《ふるばやしけんぎ》（一五七九―一六五七）は、当時の医学界で一世を風靡していた曲直瀬玄朔《まなせげんさく》の弟子にあたる。曲直瀬玄朔は弟子にそれぞれ医学書をわたしたが、古林見宜に与えられたのがこの『医学入門』で、古林はこの教科書を使って大阪で医学を広めた。それに伴って『医学入門』に書かれた「癌」も一緒に広まったことになる。時代が下って江戸時代の多紀元簡《たきもとやす》（一七五五―一八一〇）による『病名纂《びょうめいさん》』には「癌　直指方」と書いてあり、『仁斎直指方』までさかのぼることが認識されていたこともわかる。

一方で、中国で主流だった「岩」も日本で使われていた。世界で初めて全身麻酔を行った華岡青洲とその一派は『乳巌治験録』などの著作名からわかるように「乳巌」あるいは「乳岩」という表記を使っていた。

日本で「癌」が決定的に使われるようになったのは、西洋医学でいうCancer（現在の意味での癌）と「癌」の字をリンクさせたことにあるだろう。大槻玄沢の『瘍医新書《よういしんしょ》』などで、西洋医学でいう悪性腫瘍の訳語として「癌」が使用され、次第に一般的になるとともに、日本では「岩」「巌」表記はすたれていった。そして悪性腫瘍という意味での「癌」が中国に伝わり、使われるようになったのだ。この過程で両者（「癌」と「岩」「巌」）があわさった左のような第三の表記が出現し消えていった。

瘖

ここからがさらに厄介で、「癌」はもともと中国で生まれたのに、どうして日本製と思われたのだろうか。それには、権威ある字書として影響力のある『康熙字典』に「癌」が載っていないこと、また悪性腫瘍という西洋医学的な使い方をしたのは日本が先だったことの二つの理由があるだろう。

ではなぜ「癌」は『康熙字典』に載っていないのだろうか。当時の中国では「癌」よりも「岩」「巌」が主流だったことが大きいが、それに加えて『康熙字典』の編纂の際に参考にされた『正字通』や『字彙』といった字書にも載っていないというのもある。マイナーな字も多く載せている『字彙補』にも載っていない。ただ『康熙字典』には代わりに左のような字を載せている。

㾀

この字についての説明は、「癌」についての『仁斎直指方』の記載にほぼ一致することから、「癌」の誤字だと考えられている。この字は一六世紀の本草学書『本草綱目』のなかに現れる字なのだが、実は『本草綱目』の別の箇所にはちゃんと「癌」も載っていた。もし『正字通』などの編纂者がもうちょっと『本草綱目』をちゃんと読み込んでいたら、「癌」も晴れてその後の字書に収載されて、後世の混乱は起こらなかったかもしれない。

六、「癌」と「がん」は違う?

「癌」と「がん」は違うと聞いたら、どう思うだろう。「癌」のほうが重々しく学問的な感じがして、「がん」のほうがまだやわらかそうな雰囲気といったところだろうか。「ガン」もなんだかおそろしそうだ。「ガン」というカタカナ表記は詐欺、インチキ医療を見抜くための指標にもなるという話題も聞かれた。たしかに同じ言葉を漢字・ひらがな・カタカナのどれで書くかで、読み手の印象が異なることはあり、そこが日本語表記のおもしろいところでもある。

しかしこれから述べるのは、そういった語感の問題ではない。「癌」と「がん」で指し示す内容が違うという意見があるのだ。たしかに「癌」だけでなく「がん」という表記も多く存在している。どうしてそういう意見があるのかと、その意見が妥当かとは別の問題なので、わけて説明していく。はじめに断っておくと、この意見を広めるべきでないと思っている。

まずはどうしてそういう意見があるかについて。

この意見は二〇一三年の日本癌治療学会の用語集にも一意見として載っていて、国立がん研究センターのホームページにも紹介されている。それらには「癌」と「がん」の違いはこう説明されている。

「がん」：悪性腫瘍全般のこと。癌腫以外に肉腫（筋肉や骨などが由来）や血液の腫瘍も含む

「癌」：癌腫と同義。悪性腫瘍のうち上皮性（肺や胃腸、卵巣・子宮など）のもの

次ページの図の右側のような分類になる。いわゆる「がん」＝悪性腫瘍は、どの臓器の細胞から癌細胞が出現するかによって分類されていることが多い。肺の細胞なら肺癌、骨の細胞なら骨肉腫というふうに呼ばれている。同じように悪性腫瘍でも由来となる臓器によって呼ばれ方が異なるのだ。いろんな臓器の中でも上皮性と呼ばれる、肺や胃腸、生殖器などの細胞が由来のものは癌腫といい、省略して肺「癌」のように「○○癌」と呼ぶ。非上皮性といわれる筋肉、骨などの細胞が由来のものは肉腫といい、骨「肉腫」のように「○○肉腫」と呼ぶ。ただ、白血病や脳腫瘍は同じ悪性腫瘍ながらこの呼び方が定着しているので例外になっている。この原則はおおよそ歴史を通して一貫しており、一九五九年にこういった命名法の規準が日本癌学会からだされている。

問題は癌腫と肉腫をひっくるめた、悪性腫瘍の総称を何と呼ぶかだ。先ほどの意見だと「がん」ということになるが、一九五九年の命名法の規準には「癌」と「がん」の違いは書かれていない。ただ併記はされている。この申し合わせがつくられた経緯として、「癌は本来、悪性腫瘍中癌腫の

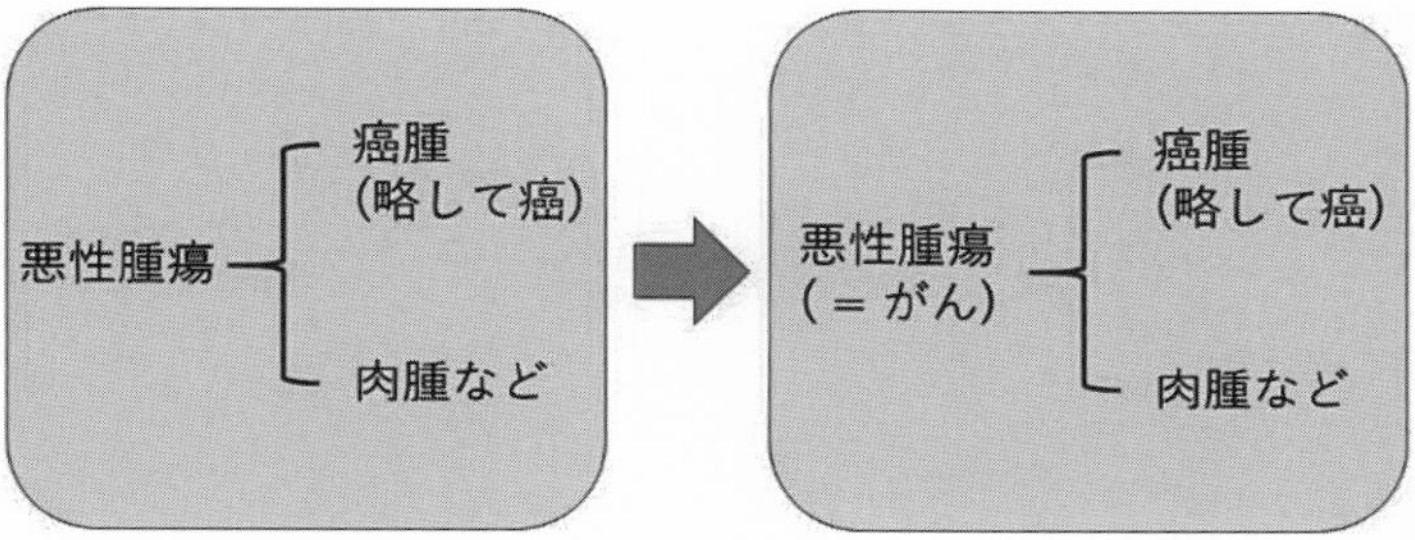

図．悪性腫瘍の総称の解釈（右はあくまで一意見）

ことであり、肉腫を含まないものであるが、人類では癌腫の発生が圧倒的に多く、肉腫は少ないので、現在では悪性腫瘍を総称して癌といい、〈中略〉混乱があ」ったと一九六〇から七〇年代の病理学の教科書には載っている。そしてその動向は「近年」であるという。実際「がん」というひらがな表記は、戦前の新聞等メディアには用例はあっても、医学用語としては見られない。戦前には癌といえばすなわち癌腫を指していて、肉腫は大きく取り上げられていなかった。今でいう「癌」の歴史は「癌腫の歴史」として書かれている。これをまとめると図のようになる。

そうすると図の転換点、戦後から一九五〇年代はどういう時代だったのか。

表記の観点からいえば当用漢字表の告示があり、当用漢字表が漢字の制限という性格をもっていたため、表外の漢字のかな書きや書き換えがすすめられた。癌は当用漢字には含まれなかったが、医学という専門分野は当用漢字の制限を直接的に受けるわけではないので、今日に至るまで「癌」という字は使われている。ただ一方で新聞や放送といったメディアは当用漢字の制限対象であり、それぞれ用字用語の規準を設けた。戦後の新聞用語集には「癌→がん、障害」といったかな書き、書き換えが示されており、実際に一九五〇年代以降新聞で「がん」というひらがな表記が増えていく。

医学的観点からいえば、「癌」が医学上脚光を浴び始めるのがこの時期になる。日本人の死因の中で「癌」の順位はどんどんあがり、市民の目からも行政の目からも意識される存在になった。一九五〇年代にはがんセンター構想が旧厚生省から示され、一九六三年に開設に至る。行政主導となると当用漢字の制限を受けることになり、「癌センター」ではなく「がんセンター」になったと思われる。当時に表記をどうするか議論があったようで、医学系雑誌や新聞をみてもどちらの表記も混在している。結局その後は医療政策関連では「がん」を、学会など学術的な分野では「癌」が使われる傾向にある。

「がん」という表記が「癌」と違う意味を持つ経緯はこういうことになる。戦前まで「癌」は癌腫を指し、肉腫なども含む全体の概念は悪性腫瘍といわれていた。しかし医療での重要性が増すに従って「癌」が肉腫なども含めた総称として使われるようになった。ちょうどそのころ当用漢字表が告示されて、表外である「癌」は「がん」と書かれるようになった。行政やメディアでは癌腫や肉腫の区別をとくにせず総称の意味合いで「がん」を使うので、「がん」といえば悪性腫瘍全体というのが定着した。その行政やメディアの用法が医学という専門分野内にも入り込んできたということだろう。それを医学の側から再定義しようとしたのが最初にいう「癌」と「がん」は違うという意見なのだと思われる。

では、これははたして妥当な書き分けなのだろうか。筆者はそうは思わない。日本癌治療学会の用語集には「がん」と「癌」は耳で聞いても区別できないという懸念が示されている。文字を見ないとどういう意味なのか決められないのだ。昭和初期に医学用語を整理しようとする動きがあった時には「耳で聞いてわかる」というのが中心的で重要な方針だった。とするとこの区別は医学用語整理の流れに逆行するものになっている。メディアなどで使う漢字が限られる例や、語感の観点からひらがなにしておこうと思った場合などで、定義が変わってしまうようでは学術用語とは呼べないと思う。

最近、医学用語と漢字に関心をもって論考を出している藤田浄秀氏が「がん」と「癌」に関する内容の論考を発表した。過去の文献を調査したうえで、日本口腔外科学会では「がん」と「癌」を別の意味とする定義を採用してしまっているが、それ以外にはそういったものはほぼなく、「がん」「癌」を異なる意味で使うのはよくないという。つまるところ、筆者と同じ結論だ。

非常に有名な病気であるにもかかわらず、用語の表記に関する議論はあまり活発ではないようだ。がん（癌）が各診療科で細分化されて治療されているために、おおもとのがん（癌）の表記の議論を、そもそもどこが主体となって行うかもはっきりしていないなさそうである。そのためこの意見は、まだしばらく命脈を保ってしまいそうだ。

七、ゆれる「腔」の読み

「腔」という字の読み方にゆれがあるのをご存じだろうか。医療関係者は当然「クウ」と読むと思う。理科で「腔《こう》腸動物」を習ったことを覚えている人や、「満腔《こう》」という言葉を知っている人はこの字は「コウ」だと思うだろう。そのため口腔《こうくう》外科、腹腔鏡《ふくくうきょう》といった単語を耳にした非医療関係者のなかには違和感を持つ人もいると思う。辞書類をみると、医療分野では慣用的に「クウ」と読むということが書かれている。つまり理科で習う腔腸動物は動物学分野なので「コウ」と読む。使われる分野によって読み方が違うのだ。ちなみに「腔」とは医学分野では人体の中の空間を指す。口の中なら口腔（読みはコウ「クウ」といったぐあいだ。

このことについて中央で議題にのぼったことがある。一九七三年の第八五回国語審議会だ。国語審議会は常用漢字表や現代仮名遣い、送りがなのつけ方など、日本の国語施策を担当していた。国語審議会とは別に存在する文部省学術審議会の学術用語分科会では、学術用語集の制定などを担当していて、そのうち歯科の用語集が完成したことが国語審議会に報告された。その用語集では口腔を「コウクウ」と読んでいることがとくに国語審議会の委員たちの注目をあびた。これについて宇野精一委員は

医者というと、どちらかといえば漢字のことは十分御存じない人が多いと思うので、これは百姓読みで「クウ」と読むならそれは仕方がないが、しかし私は国語審議会は非常に権威のあるものだと思っているので、それがよろしいなどと言うのは、少なくとも私は反対である。

第一章「はじめに」の中で、医者が漢字をあまり知らないことを取り上げたが、これもそれで済ませてしまっていいものなのか。実は「腔」の読みについてはすでに吉田秀夫氏が詳細に調べブログにまとめられており、とても参考になる。ここではそれを補う形でどうも医学分野では意図的に「クウ」と読んでいた部分があることを述べてみたい。

「腔」の字を医学分野で使うようになる始めは、一七九七年、大槻玄沢の『官能真言《かんのうしんげん》』のころと思われる。一七七四年の『解体新書』では、体を大きく頭、胸、腹の三つに分け、上体、中体、下

体と呼んだ。これが一七九七年の『官能真言』(解剖学知識のエッセンスをまとめた短編)を見ると「上中下之三腔」というように変化している。そして「腔」には「カラ」と訓が書いてあった。そして、一七九八年にできた『重訂解体新書』の原稿でも胸を「中腔」と呼んでいる。

ほかにも一八〇五年の宇田川榛斎《うだがわしんさい》『医範提綱』でも使われていた。その前段階で作成されたと思しき『遠西医範』や『蒲朗加児都《ブランカールト》解剖図説』にも「腔」の字が使われている。その『医範提綱』にはこうある。

西医ノ説ニ、頭胸腹皆諸物ヲ包蔵スルヲ以テ、此ヲ三部ノ空殻トス。今、空殻ノ義ヲ訳シテ腔字ヲ用ユ。字書ニ腔ハ囲也内空也ト云ニ因ル。

ここでいう「今」というのが、当時という意味か宇田川榛斎が訳したということかははっきりしない。読みは記されていないため不明だが、右の引用部分では「空殻」と書いているところを別の場所では「腔殻」と書くなど交換して書くことがあるため、「腔」も「空」とおなじ「クウ」と読ませていた可能性がある。「内空也」とする字書『説文解字』には「苦江切」すなわち「コウ」という読みが書かれていて、それを確認したうえで意図的に行っていることになるのだ。他に読みが書かれた江戸時代解剖学書の貴重な例として野呂天然『生象止観』があり、「カウ(コウ)」という振りがながついている。ただ天然は言葉について特殊な考え方を持っているので参考になるかは微妙なところだ。

これ以降の解剖学書には振りがながほとんどないが、「腔」の字自体は徐々に使われるようになっていった。江戸時代から明治時代にかけての解剖学書や医学系独和辞典等にはまだ「腔」と「空」が混在している。例えば一八五八年刊の新宮涼庭《しんぐうりょうてい》による『解体則』では、胸「腔」と口「空」が併存している。一八七六年の『解剖摘要』は数少ない振りがなのある解剖学書で「クウ」の振りがながついていた。ほかにも一八八一年『訓蒙動物学字解』では「クウ」の振りがながある。読みの手がかりがほとんどないので断定はできないが、これらをつき合わせると医学分野では最初期から「クウ」の読みが存在していた可能性がある。

明治から大正あたりは「クウ」と「コウ」が混在するようになった。「腔」を使う「口腔」などの言葉が一般書籍にも使われるようになって、辞書的な読みが意識されたことも関係あるだろう。一八九八年『普通歯科衛生』、一九〇八年『美術解剖学』といった本や、一八八〇年代以降に見られる新聞のルビを確認するとどれも「コウ」と読ませている。一方で医学系の和独辞典（一九〇六年『日独羅医語新辞典』、一九一〇年『実用和独羅新医学辞典』）では「クウ」と読ませている。

「腔」は人体の中の空間を示す言葉なので、管轄する分野はどれかというと解剖学になる。その解剖学用語を統一しようという動きは昭和になってから出始めた。改訂を重ねていた鈴木文太郎『解剖学名彙』の編集に日本解剖学会が関与するようになり、一九三二年の第一七版には振りがながつくようになった。それによると腔の読みは「コウ」となっているのだ。一九四一年の発生学用語（発生学とは、人体のできる過程を研究する分野であり、解剖学と領域的に近い）に関する雑誌記事には、「腔」は「クウ」とも「コウ」とも読まれるが、字書では「コウ」となっていて用語としてどうするか困っていることが書かれている。そして日本解剖学会がまとめた一九四四年の『解剖学用語』では一転「クウ」という読みに統一され、それ以降「クウ」の読みが広まって医学全体に浸透していくようになって現在にいたる。この間に何があったのだろうか。

このころの解剖学用語の変革に携わった当事者である小川鼎三《おがわていぞう》は著書の中でこう振り返る。

　腔の字は正しくはコウと発音すべきだが、医者はクウと呼ぶことにしている。腔は体の中であちらこちらにあるので、それをみなコウとよむと耳で聞いて孔や口と区別できないので、手術などのときにまちがいが起りやすい。そのため医者は漢学を知らぬと罵られても構わず、必ずクウとよむことを今から四十年ほど前に用語委員会できめたのである。

国語審議会の宇野委員の発言が意識されたのかどうかはわからない。小川のいう「四十年ほど前」というのが一九三〇年代にあたり、「コウ」が「クウ」に変わった時期と合致している。この変化は明らかに意図的であった。

医学分野で使われた当初はもしかすると「クウ」と読まれていたかもしれないものが、ことばの定着にしたがって「コウ」の読みもなされるようになり、用語統制のなかでいったん「コウ」になってから最終的に「クウ」で確定して統一されたということになる。「腔」のよみはかなり「ゆれ」ていた。ここではいろいろな用例を挙げたが、それ以外の医学書などはほとんどに振りがながなく、どう読んでいるのかわからない。これこそが医学用語の読みが「ゆれ」る大きな原因なのだと思われる。

八、「肉芽」を「ニクゲ」と読むのはなぜか

「肉芽」という言葉は、医療関係者でないとなかなか知らない言葉かもしれない。傷や炎症のあとに、はじめは粒状に、そしてその後もりあがってくる肉のちいさな塊とでも表現したらいいだろうか。この言葉は医療関係では「ニクゲ」と読む。植物学の用語で、むかごなどを指す肉芽というのもあるが、これは「ニクガ」と読む。「芽」を漢和辞典で引くと、「ガ」、「ゲ」と二種類の読みが載っているが、「ゲ」の読みで熟語になるものは見つからない。医療関係で「芽」を使う用語はい

くつかあるが、「芽腫《がしゅ》」「芽胞《がほう》」などはいずれも「ガ」の読みであり、肉芽のみが「ゲ」の読みなのだ。これはいったいどういうことなのだろうか。

現代医学の意味での「肉芽」は、古くからある言葉に見えて、そうではない。江戸時代の医学者山本亡羊《ぼうよう》による『医学字林』には『集験良方《しゅうけんりょうほう》』という医学書をひいて「肉芽」は蛆《うじ》の一名だとするが、これはここでいう意味とは異なるのでおいておく。傷の治りかけの状態自体は、西洋医学が流入する前から当然あったはずであり、江戸時代の医学書を見ると、「新肉」（香月牛山《かつきぎゅうざん》『牛山活套《ぎゅうざんかっとう》』一七七九）、「愈肉（愈は癒の意味に通じる）」（新宮涼庭『窮理外科則《きゅうりげかそく》』一八二三）、「微腫」（大槻玄沢『瘍医新書』一八二五）といった呼称がみられた。

「肉芽」という用語に連なるもっとも古いと思われる用語は、イギリス人のベンジャミン・ホブソンが中国で訳出した『西医略論』のなかに現れる。そこでは次ページの図のように、「肉牙」という表現がされていた。治りかけの肉塊を「牙」にたとえたのだろう。「肉牙」のほかにも「肉糸」という表現もみられ、さまざまな物にたとえていたようだ。ただここでは「芽」ではなく「牙」だった。

このホブソンの著作は日本にも早くからもたらされた。『西医略論』は一八五七年に中国で刊行され、翌一八五八年には日本でも出版（翻刻）されているので、この「肉牙」という用語も日本に伝わっていたのだろう。意味としても外傷（傷口）に関する記述の中にあり、現代的な意味とへだたってはいなさそうである。

その後、日本でも用例が見つかるようになる。島村鼎甫《しまむらていほ》による一八六六年『創痍新説』には「肉牙」が使われていた。順天堂医院（順天堂大学の順天堂の発祥となる）の初代院長、佐藤尚中《さとうたかなか》が一八六五年に訳述した『斯篤魯黙児砲痍論《ストロメールほういろん》』には「肉芽」が現れる。砲弾などによる外傷の治療につ

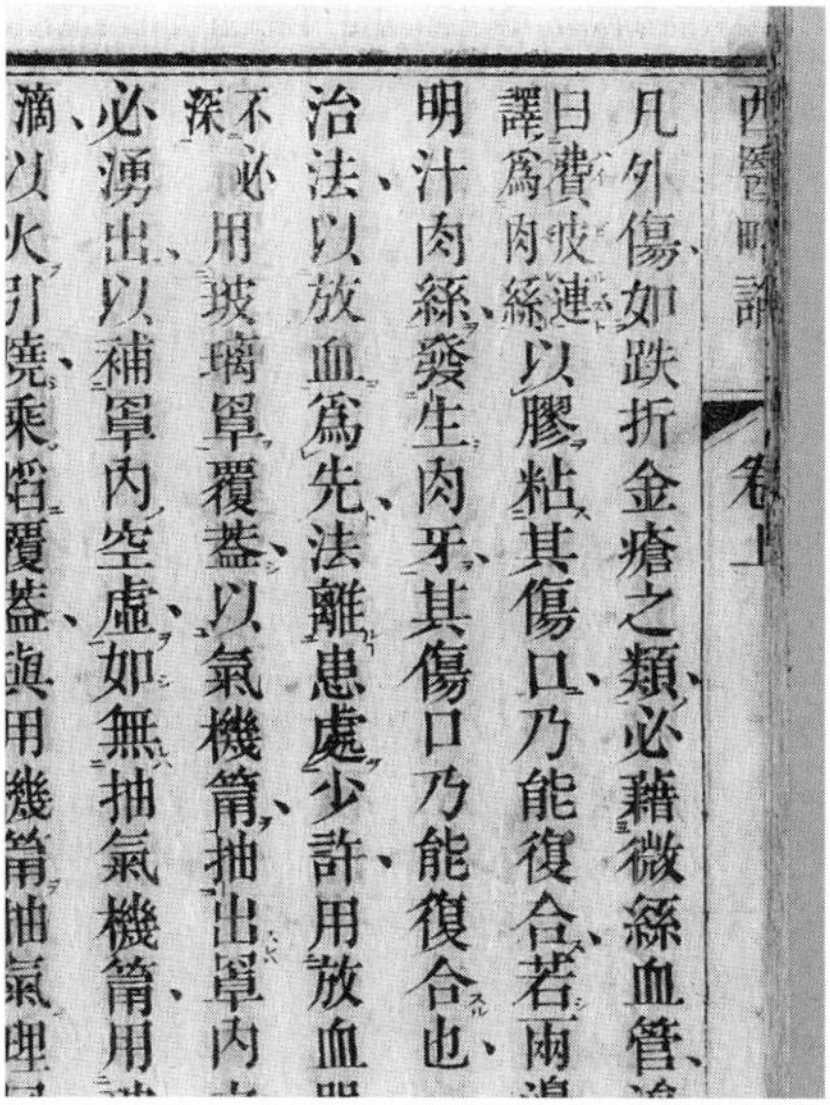
西醫略論　巻上
凡外傷如跌折金瘡之類必藉微絲血管
曰費疲連譯爲肉絲以膠粘其傷口乃能復合若兩
明汁肉絲發生肉牙其傷口乃能復合也
治法以放血爲先法離患處少許用放血
不必用玻璃罩覆蓋以氣機筩抽出罩內
探
必湧出以補罩內空虛如無抽氣機筩用
滴以火引燒乘焰覆蓋與用機筩抽氣

『西医略論』（日本で翻刻されたもの。右から3行目中ほどに「肉牙」が見える）（京都大学貴重資料デジタルアーカイブ）

いての記述の中で「肉芽」が怒張してくるという表現がされていた。特に「肉芽」という語についての説明はないのだが、傷が回復するさまを表現するのに牙よりも芽が適していると考えたのだろうか。初期の医学用語集である一八七八年の『医語類聚《いごるいじゅう》』には「肉芽」が載っていた。三田村惟一訳『黴毒新論』（一八七二）や佐藤進『外科通論』（一八八〇）のように同じ書籍内、はなはだしくは同じページ内に「肉牙」と「肉芽」が混在するような過渡期を経て、「肉牙」ではなく「肉芽」が定着していった。中国でも、アメリカ人宣教師のジョン・グラスゴー・カー（嘉約翰）による『西薬略釈』（一八七五）に「肉芽」という表現が見え、日中共に「肉芽」表記が出現していた。

ここまで上げた資料に読みは書いていなかった。読みが見られた初期の資料に、一八七五年に山本義俊が訳した『西医略論訳解』という書籍がある。タイトルを見てわかる通り、ホブソンの『西医略論』に書き下しと解説を付けたものだ。ここには「肉牙」に対して「ニクゲ」という振りがながある。この用例が「ニクゲ」という読みがある、筆者が見つけた中では最も古いものだ。「牙」という字を「ゲ」と読んでいるのだが、「象牙《ぞうげ》」という言葉を考えてみれば、これはさほど不思議ではない。笹原宏之氏は「ゲ」の読みは、「牙」の字からの類推ではないかという指摘をしており、それに合致するような例があったということになる。もちろん、『附音挿図英和字彙』（一八七三）のように「肉芽」を「ニクガ」と読ませるものもあったが、一九〇六年『日独羅医語新字典』、一九〇七年『和独羅対病名字典』といった辞典類では「肉芽」を「ニクゲ」と読まれており、「芽」

を「ゲ」と読むようになっている。これが現在まで続いているということになる。

一方で、植物学の「肉芽」という用語は、朱京偉氏の研究によると、明治三〇（一八九七）年から大正一〇（一九二一）年ころの新出語であるといい、医学用語の肉芽よりも後にできた言葉のようだ。

「肉芽」以外の「芽」のつく医学用語は、「牙」という前身がないから、通常通り「ガ」と読まれるのだと考えたら、この特殊な読み方も理解できそうである。ただ、この言葉だけ違う読み方だということを覚えるのは、学習者から見れば面倒に映ることだろう。

九、正解が定まらない「楔」

「楔」という字をご存じだろうか。

常用漢字表には載っておらず、知っているとしたら世界史で習う「楔形文字」や、楽曲名で「楔」というのがいくつかあるのでそういったところからだろうか。訓読みで「くさび」と読まれることが大半だと思うが、では音読みされるとしたら何と読むか。自信をもって答えられる人は少ないだろう。実は医学用語の中には「楔」を使う用語がいくつかあって、その読み方もしっかりと定まっていない。筆者はこの「楔」をひたすら追いかけたことがあるので、ご紹介したい。

「楔」という字が熟語に使われるとき、何かの形を「楔」自体の形になぞらえている場合が多い。楔形文字がその筆頭だ。「楔形」は「くさびがた」と読まれることが多いが、中には音読みされることもあった。国語辞典には「ケッケイモジ」や「セッケイモジ」のところに載っている。一九五六年五月二四日付の読売新聞の投稿欄によると、世界史で「キッケイモジ」と読むと習ったという人もいるという。「ケツ」「セツ」「キツ」の三つが出てきたが、漢和辞典に載っているのは実は「ケツ」「セツ」「カツ」の三つで、「キツ」はない。「キツ」は「喫」から類推された誤った読みなのだろう。いろいろな辞書・辞典や新聞のルビなどをチェックしていったが、これら複数の読みは明確に使い分けられることもなく使われていた。そのため「楔形文字」を音読みで何と読んだらいいのかに対する正解がひとつに定まらなかったのだ。ひとまずはややこしいので「くさびがた」と訓読みしておくのが穏当だろう。

医学用語はどうだろうか。「楔形文字」をどう読もうが死人はでないだろうが、医学用語の伝達ミスは時として命につながる。「楔」の読み一つでそこまで発展することはないと思うが、専門用語というのはしっかりと定まっていることが大切なものなのだ。

医学用語にも「楔状」ということばが時々使われる。足の骨の名前である「楔状骨」、骨粗鬆症などで背中の椎骨が変形した「楔状椎」、外科手術の切除方式の一つの「楔状切除」など。それぞれの用語を管轄する学会の用語集に読みが書かれていて、「くさびジョウ」「ケツジョウ」「セツジョウ」という読みがあった。中でも「楔状」は「ケツジョウ」と読むのがどうやら優勢のようだ。学会の中でも二つの読みを認めたり、学会ごとで読みが異なったりしており、やはりここにも一つの正解はない。

医学用語にはもう一つ「楔」を使うものに「楔入」という語がある。「楔入」は国語辞典などには載っていないが、『独和他国字書大全』（一九〇〇）に「楔入（楔ヲ打込ムコト）」とあるように、食いこんだり、深く入り込んだりしているさまを意味している。明治時代には既に存在しており、工学（楔入式路面処理など）や軍事（楔入突破、楔入態勢など）の分野で用例がある。医学分野でも「楔入骨折」「楔入脱臼」などの語が現れたが、現在ほぼ唯一残っていて、読みが問題となっているのは「楔入圧」という語だ。「楔入圧」は、一九五四年の三瀬淳一「所謂肺毛細管圧(1)」という論文の中で使われたのが始まりだ。三瀬はその論文の中では「ケツニュウアツ」とわざわざルビをふって読ませていた。しかし、その後各学会の用語集には「ケツ」「セツ」「キツ」などの読み方が出現し、同じ教科書や用語集の中でも版が変わると読みが変わるなど、かなり揺れてしまっていた。「キツ」はすでに見られなくなったが、「ケツ」か「セツ」か、今でも唯一の「正解」と呼べるものはない。

どうして医学用語の中でも読みが一定しないのだろうか。これは一見当たり前で、上にのべたように医学分野以外でも正解がないから、という理由が一つある。医療関係者が読み方に困って辞書や辞典をひいても結局どう読んだらいいのかわからない。医学用語の用語集を作ろうとしてもそこがネックになる。「腟」の読みのように、「世間では決まっていないけど医学用語ではこう読むのだ」というのをバシッと決めてしまってもいいと思うが、どうもそこまで至っていないらしい。

筆者が論文執筆のために調査を行ったのは二〇一三年ころになるのだが、そこから現在に至るまでにも用語集の改訂は行われている。『呼吸器学用語集』第五版は二〇一七年に作成されたが、「楔入圧」の読みを第四版ではなぜか「ケイ」としていたのを第五版では「セツ」にしている。産婦人科領域で「楔入胎盤」という用語集に載らない用語があったが、二〇一八年の『産科婦人科用語集・用語解説集』改訂第四版ではその周辺の用語が整理されている。この調子でいくと「楔状」は「ケツジョウ」、「楔入圧」は「セツニュウアツ」に収束していきそうだ。無論、自分の調査が関係あるかはわからないが。

医学用語は現在も少しずつ変わり続けている。

十、「鼠径」部のなりたち

鼠径《そけい》部というのは、足のつけね付近のことをいう。例えば鼠径ヘルニアという病気があるので、「鼠径」という用語を聞いたことのある人もいるかもしれない。ふと考えてみると、どうして人体の場所で「鼠」がつく場所があるのか、不思議だ。足のつけねをみても「鼠」らしい部分は見当たらない。

解剖学書をみると、精巣（睾丸）を鼠にたとえる記述がみられる。実は、生まれてくる前に、精巣は当初、赤ちゃんのおなかの中にあって、鼠径部にある管（鼠径管という）を通って、陰嚢に収まるという大移動をしている。精巣が鼠だとしたら、鼠径部はその通り道（「鼠」の「径」路）ということになるわけだ。

調べてみると、この解釈はどうやら後世の後付けで、事態はそう単純ではないようだ。というのは、こういった解剖学の知識が明らかになるより前の漢方の古典の時点から、「鼠」の字が使われているからだ。少し複雑な経緯になるので、次ページに図を示す。これを見ながら、中国の漢方の古典に遡ってみてみよう。

鼠径という言葉の歴史をたどっていくと、『素問』という漢方医学の重要な古典にたどり着い

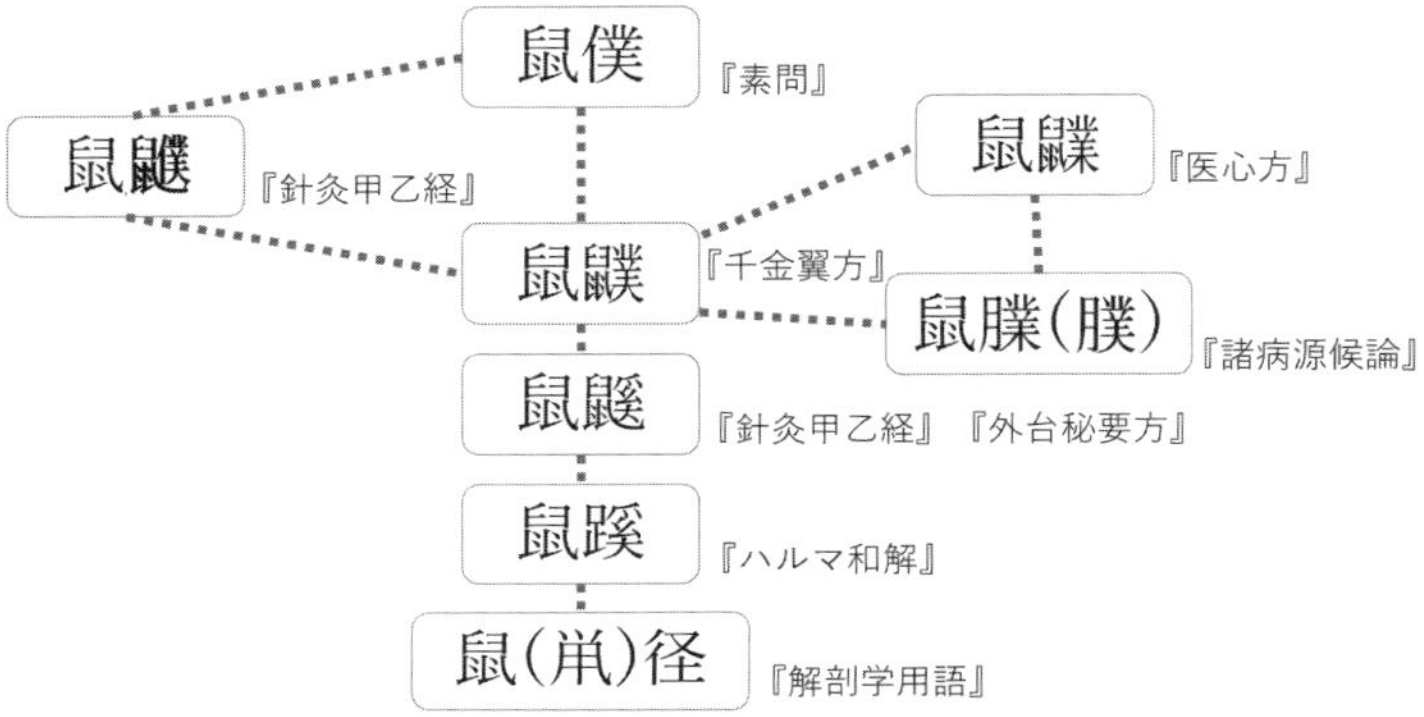

図．鼠僕→鼠径の変遷（点線は想定されるつながり）

た。明代の顧従徳《こじゅうとく》本と呼ばれるテキストを見ると「鼠僕」ということばが出てくる。これは鍼で刺してはいけない箇所を説明する刺禁論というところで、「気街」という足のつけねあたりにある経穴（ツボ）のあたりを刺すと、体表に血は出ないが、血がたまって腫れる、とあり、そこに「鼠僕」という言葉が出てくる。現代でも心臓カテーテル検査などで、鼠径部から動脈を穿刺して検査・治療を行うので、処置後にしっかり押さえて止血しないと腫れあがってしまう。

さて「鼠僕」という字面をみると、「鼠」はわかっても、「僕」が何者かわかりにくい。ここで「鼠璞《そはく》」という故事が参考になる。古代中国の鄭の国では宝石の玉を表す「璞」が、周の国では「璞」は干からびた鼠を表していて、鄭の人が宝石だと思って買ったら、実は鼠だったという話だ。「へん」は違うが「鼠僕」も「鼠璞」と同様に、「鼠」という意味だったのではないかというのが、すでに江戸時代の経穴学書『経穴彙解《けいけついかい》』や、素問の注釈書『素問識《そもんし》』に書かれている。血で腫れあがった部分を「鼠」と表現したという解釈もあるが、『素問』の注釈で知られる江戸末期の森立之《もりりっし》の『素問攷註』では、「鼠僕」という場所が腫れあがったのだということが書かれている。すると結局どれが「鼠」で、どうして「鼠」の字を使うのか、わからなくなってくる。

ともあれ重要な古典である『素問』に使われたこの語は、このあと劇的に変化していくことになる。この「鼠僕」の変化の過渡期を見ていると思われるのが、西晋の時代の『針灸甲乙経』という鍼灸の古典にでてくる「鼠」と「僕」が一体化した字だ。意味のわかりにくい「僕」の字に鼠へんをつけることで、「鼠」という意味を明確化させた字ととらえることができる。

この字はこれ以外に見つけられていないが、ここから「にんべん」がなくなった（あるいは、僕の字の「にんべん」を「ねずみへん」に入れ替えた）「⿰鼠菐」という字が、唐の時代の『千金翼方』という医学書に見られる。

日本最古の医学書である平安時代の『医心方』には「鼠⿰鼠業」とあって、旁が「業」になっている。「⿰鼠業」という字は、「⿰鼠菐」と形がかなり似ていることと、『康熙字典』をみると音読みが「ボ

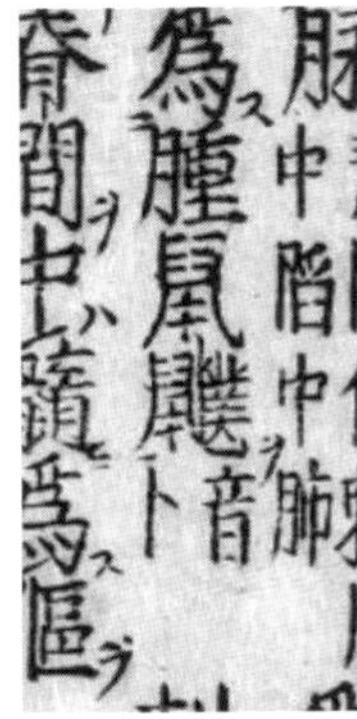

『針灸甲乙経』巻5

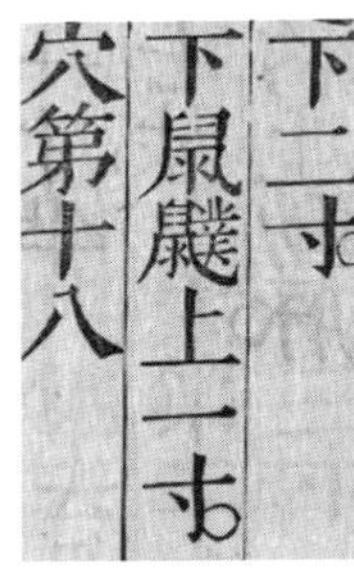

『千金翼方』巻36

ク」に相当する字音となっていて、これは「𪕬」と同じなので、おそらく「𪕬」の字の写し間違いなのだろう。同じく「業」を使った「鼠䑕」という表記が、隋の時代の『諸病源候論』という医学書にあるが、その箇所が『素問識』に引用されたときの字体は「䑕」になっている。こうしてみると、筆写される過程でさまざまなバリエーションが生まれていたことがわかる。

ここまででは、まだ「鼠径」という言葉には遠い。

おそらく「𪕬」の字から派生したと思われるのが、「鼷」の字だ。実はこの字も、先ほど出てきた『針灸甲乙経』の別の箇所に出てくる。この字の近くには、帰来という経穴の別名である「谿穴」という用語が書かれていて、この「谿」という字に影響を受けて、「奚」と「菐」の字を書き間違えた可能性があると思っている。たしかに両者は、どちらも上の方に点が並んでいて、下の方は「大」のようになっていて、遠目に見たら似ている気もする。この『甲乙経』の「鼷」が「𪕬」

の誤字だというのは、先ほど述べた森立之も言及している。

この「鼠鼷」という用語は、『針灸甲乙経』以外にも、『素問』の注（宋の林億による）に使われたためか、多くの医学書にでてくる。ここまでに隋や唐の時代にできた医学書の字を挙げたが、隋や唐の時代に書かれた原本が残っているわけではないので、書かれた当時にこの字そっくりそのままだったという保証はない。宋以前の漢方医学書の姿、とくに細かい字体は詳しくわからないので、宋のころにはすでに「鼠僕」→「鼠鼷」という変化が起きていたのだろうと推測できる。

ちなみに、「⿰鼠菐」と「鼷」とが書き間違いだとしても、音符（読みを表す部分）の「奚」と「菐」は読みが違うので、さすがに変わったことに気付かれたのではないかという考えもできる。ただ「鼷鼠」という単語もハツカネズミを指すようで、「鼠鼷」でも「鼠」でも結局「ネズミ」という意味に大きく差がないため、定着できたのではないかと思う。

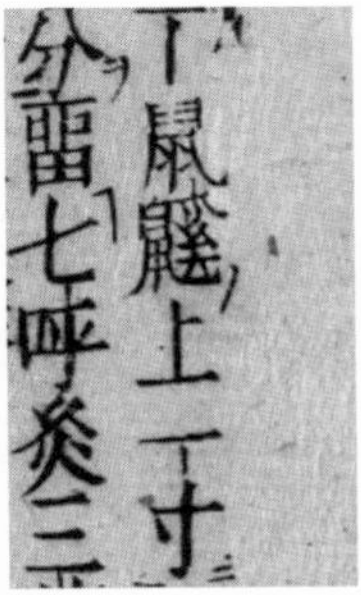
『針灸甲乙経』巻3

時代が大きく下って、清の時代に編まれた『医宗金鑑《いそうきんかん》』という医学書では、足のつけねの「肉核」を「鼠鼷」と呼んでいる。そのあたりにある「肉核」らしきものというと、鼠径リンパ節がある。梅毒にかかるとこの鼠径リンパ節が腫脹し、当時これは「便毒」あるいは「よこね」と呼ばれていた（現代では無痛性横痃《おうげん》と呼ばれる)。当時は梅毒が流行していたため、便毒とそれが生じる鼠径部についての記載は、日本の医学書でもたびたび見られるのだが、鼠径部はたいてい「腹股合縫の処」、つまり腹と股の境目だと書かれていて、まだ「鼠」との結びつきは強くない。一七八六年の片倉鶴陵《かくりょう》による梅毒についての医学書『黴癘《ばいらい》新書』には、便毒によるリンパ節腫脹のはじまりを「鼠蹊核」と呼んでいる。このころには、ふくれたリンパ節を「鼠」に見立てるようになっていたのかもしれない。

次に「鼠蹊」から「鼠蹊」に表記が変わっていくのだが、今のところ指摘されている古い例は、一八一〇年の藤林普山『訳鍵《やっけん》』の例だ(笹原宏之氏による)。『訳鍵』はオランダ語―日本語の辞書で、藤林普山の師である稲村三伯(海上随鷗)が編纂に従事した、同じく蘭日辞書『ハルマ和解』(江戸ハルマ)の収録語数を絞ったものだ。実は『訳鍵』からさかのぼって、一七九六年の『ハルマ和解』にも、Lieschというオランダ語に対して「鼠蹊、股腹合縫ノ処」とあり、「蹊」の字がでてくる。隣にあるLieschgezwelには「便毒」という訳語を当てているので、梅毒関連という文脈が辞書編纂者の頭にはあったものと思われる。この一〇年前の『黴癘新書』では「鼠蹊」表記だったので、この間に変わったのかもしれない。「ねずみへん」から「あしへん」に変わった理由は定かではないが、おそらく「足」のつけねにあるからだろう。

『訳鍵』は対訳辞書であることから参考にされることが多く、この「鼠蹊」表記も広まっていったと思われる。ただ当時の有名な解剖学書である『解体新書』『重訂解体新書』などではまだ「鼠蹊」はつかわれず、少し遅れて新宮涼庭《しんぐうりょうてい》『解体則』（一八五八年刊）などで「鼠蹊」という表記が使われるようになった。そして明治以降には「鼠蹊」表記が一般的となっていった。

続く変化として、昭和初期に解剖学用語を簡略化しようという動きがあって、一九四四年に『解剖学用語』として結実した。そこで「鼠蹊」から「鼠径」に変更されている。注釈をみると、鼠径の語源は不明だが、同じ意味の字を利用して「蹊」から「径」に簡略化したことが書かれている。蘭学の時代から百年以上たって、「蹊」の字が、ネズミ関連の字から変わってきたことがもはや忘れられていたようだ。

この変更は医学分野全体にも普及し、一九七五年の日本医学会の『医学用語辞典』では、さらに「鼠」の略字表記を採用して、「鼡径」としている。その後の用語辞典では、「鼠径」が見出しになっていて、「鼡径」表記もあり得るという形になっている。

「鼠僕」から「鼡径」まで、後ろの字が変化することで、「鼠」の解釈も変化をみせた。こうみると「鼠」の「径」路ではないことは、もうわかるだろう。それにしても激しい変遷ぶりであり、重要古典とされるテキストからくる用語であっても、ここまで変化しうることに驚きを覚える。

※画像はすべて京都大学貴重資料デジタルアーカイブより

十一、三つ子、四つ子などの別名

ふたご（双子）は、身の回りでも時々見かけるが、三つ子以上となるとめったに見かけない。その珍しさゆえに、古くから『続日本紀《しょくにほんぎ》』などに「一産三子」「一産四子」などの記録が残っており、現代でも五つ子、六つ子を題材にしたマンガやアニメ等の作品がある。実際にはどれくらいの頻度でいるのかというのはヘリンの法則という計算式で擬似的に求めることができ、この式に従うと双子なら八九産に一産、三つ子なら約八〇〇〇産に一産、四つ子なら約七〇万産に一産の頻度となる。近年では生殖補助医療等の影響でこの頻度が増加したため、防止が図られている。

現在の医学用語では、双子を双胎、三つ子を三胎、四つ子を四胎という。しかし以前は、三つ子に品胎《ひんたい》、四つ子に要胎《ようたい》、五つ子に周胎《しゅうたい》といった名称が使われ、それ以外にもいくつもの別名が使われて消えていった。別名に使われる漢字の使い方が興味深いのでそれぞれ見ていこう。

まず双子（双胎）の別名については、すでに江戸時代の産科医の著作にまとめられている。片倉鶴陵『産科発蒙《さんかはつもう》』（一七九五）の「一産二子命呼」と、それを補った奥劣斎《おくれっさい》（一七八〇—一八三五）の『女科随劄《じょかずいさつ》』にある「双生異称」という項によると、「駢胎《べんたい》」「孖生《しせい》」「孿生《れんせい》」をはじめ多くの別名が列挙されている。「駢胎」は中国で多く使われたもので、「駢」は「並ぶ」という意味だ。

「駢文」という中国文学の用語をご存じであれば連想しやすいだろう。「孖」や「孿」は一字でも双子という意味をもつ字であり、とくに「孖」は視覚的に「子」が二つ並んでいてわかりやすい。この二字を組み合わせたような「⿱䜌孖」という字も清・紀昀《きいん》の『槐西雑志《かいせいざっし》』を根拠に挙げている。明治以降の日本でも佐藤勤也『実用産科学』（一九〇一）で「駢胎」、島村利助『産科摘要』（一八七三）で「孖胎」、榊順次郎『産科精義』（一八九八）で「孿胎」というように、歴史的な呼称を使うことがしばしばあったが、やがて「双胎」に落ち着いた。

三つ子の品胎という別名は、中国の医学書に「駢胎品胎」というように双子と並べて書かれることが多い。古くには南斉・褚澄《ちょちょう》『褚氏遺書《ちょしいしょ》』に見られることは、奥劣斎『産論纂註《さんちゅう》』に指摘されており、江戸時代から知られていた。「品」と三の関係というと、「森」「晶」のように同じ字を三つ重ねた字を「品字様」という言葉が連想されるが、字書を見ても「品」自体に三という意味は載っていない。『説文解字』では「品」について「衆庶也」とあって「多い」という意味がありそうだ。すると「駢胎品胎」とあるのはもともと「双子とそれ以上」を表していたのかもしれない。ただヘリンの法則で見たように、四つ子以上がめったに見られないことと、「品」が口三つからなることから、品胎といえば三つ子という解釈になったのだと思われる。

「品胎は口が三つだから三つ子」という解釈が成り立ってしまうというところがポイントで、双子を「孖」と表現したように、漢字を並べた数で表現する風潮を生み出すきっかけとなった。例えば明治時代の高橋正純『日講記聞産科論』（一八七五）や農商務省『家畜医範』（一八九〇）には「孨胎《せんたい》」、原田貞吉『産科図譜』（一八八五）には「孨胎（読み不明）」というように、「子」を三つ重ねた字が出現したが、ほとんど広まらなかった。

四つ子以上に対する特定の別名は、中国の医学書から見つけられなかったが、日本の産科書からは見つけることができた。例えば江戸時代後期の大牧周西《おおまきしゅうせい》『産科指南』（一八二六）、近藤謙山『達生図説』（一八五八）といった江戸時代の産科書に「㗊胎《しゅうたい》」という用語が見える。これは言うまでもなく「品」が口三つなので、四つにしたということだろう。さらには京都大学蔵の賀川玄悦

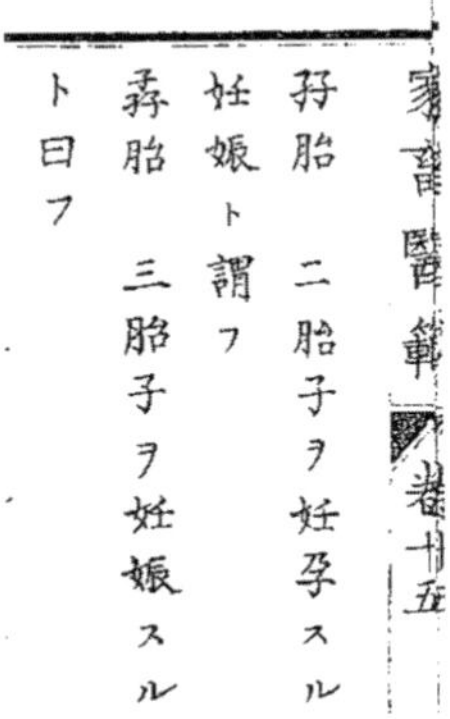

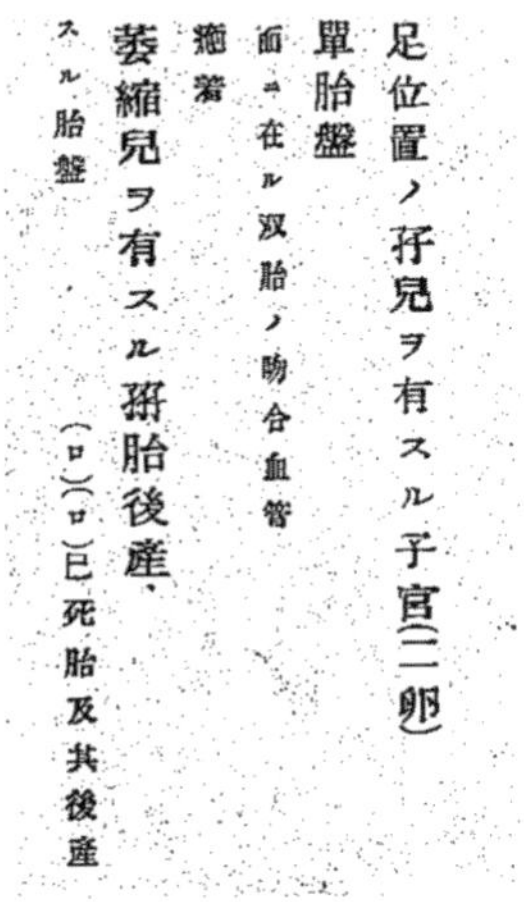

上:「孨胎」の例（『家畜医範』巻一五）
下:「孨胎」の例（『産科図譜』）ともに国立国会図書館デジタルコレクションより

『子玄子《しげんし》産論』(一七六五)の欄外注記には「器胎」という表記も見える。「器」には口が四つ含まれていて、かつ馴染みのある字なので、うまくいけば広まったのではないかと筆者は考えてしまうが、これ以外の例を見つけられなかった。

不思議なのが、明治以降に出現して広まった四つ子を表す「要胎」、五つ子を表す「周胎」という用語だ。明治時代というのはちょうど西洋医学を貪欲に吸収している時期で、ヘリンの法則が発表されたのもこのころだ。一九〇四年に福島県で五つ子の誕生が報告されるなど、多胎(双子以上のこと)が関心を集めていた。「要胎」は、東京帝国大学教授の濱田玄達『産婆学』(一八九一)が、調べた中では最も早い。そこには要胎の名前の由来についての説明がなく、五つ子については

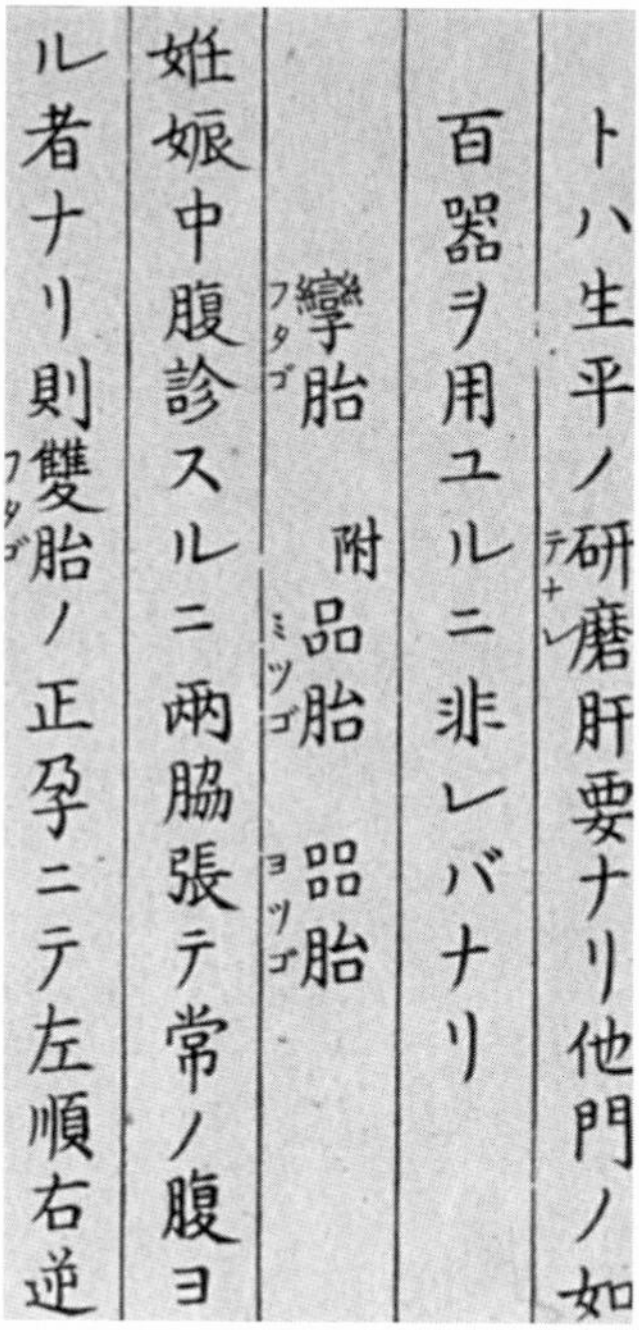

「㗊胎」の例(『達生図説』巻之中、京都大学貴重資料デジタルアーカイブ)

まだ報告がないとして、特別の名称は与えられていなかった。「周胎」は、中島襄吉の『産科学講義』のうち一九〇七年の第二版が調べた中では最も早かった。この『産科学講義』は頻繁に版を重ねて内容をアップデートしており、一九〇三年の初版では「五胎」と書かれていたのを第二版で「周胎」と改めている。ただ中島が何を参照していたのかはわからず、由来は書かれていない。五つ子を表す用語には、他に、高田義一郎『闘性術』（一九二八）に「棟胎」があるが、これ以外の用例を見つけられず、インターネット上では「格胎」もあるとされるが、根拠がはっきりしない。
「要胎」「周胎」という用語は、産科学、助産学の教科書の間で徐々に広がっていったが、昭和初期の医学用語統一運動の中で作られた一九三六年の『産科学婦人科学術用語彙』では「三胎」「四胎」「五胎」といったシンプルな用語が採用されたため、「品胎」「要胎」「周胎」は姿を消していった。ただ、旧用語のほうがいかにも学術用語のようだと思われるのか、今でも使われているのを見かけることがある。

要胎や周胎がなぜ四つ子や五つ子を表すのかは、これまでの漢字を重ねるという風潮からは理解しにくい。ひねりだせば「要」や「周」から「口」をそれぞれ四つ五つ探しだすようなパズルのようなこともできるが、それなら「器」や「冒」のように明らかに「口」の数で表現できる字を選ぶだろう。純粋に口の数でいうと、「㗊」という口を五つ重ねた字が『字彙補』という字書に載っており、「要」という字の古字とされるが、要胎は四つ子なので数が合わず、惜しい。これまた不思議なのは、この別名の由来について誰も書いていないことだ。多胎に関する論文や教科書ならいざ知らず、多胎についてのエッセイを含めて調べても、この別名については驚くほど疑問視されていない。おそらく早期に由来が忘れられて用語が一人歩きしたということだろう。筆者も当時の産科学、助産学関連の資料をかなり渉猟したつもりだが、まだその由来にたどり着けないでいる。明治時代はまだ用語がしっかりと統一されていなかった時期で、当時「漫リニ自作ノ訳語ヲ用フベカラズ」（堤　一八九〇）とする意見が見られたのは、自作の訳語を使う人が多かったことの裏返しだろう。モルモットの訳語として作られた「海猽」（95ページ参照）も、松下禎二が特に説明もなしに使い始めて広まったもので、後年の本人の証言があってようやく用語の作成者が確定したものだった。とすると、用語の作成者や由来を特定することはなかなか難しい作業なのかもしれない。

このように胎児の数を表すという単純に見える事柄でも、いくつもの字が登場し、消えていった。特に「孖」「品」という、視覚的に数がわかりやすい字から派生していくさまがなんとも興味深い。こういった別名が使われるのは、小難しい用語を作り出そうという動機もあったのかもしれないが、単純に数字で表したときの混同を減らす大字（「壱」「弐」「参」など）のような意味合いもあったのではなかろうか。

十二、「橈骨」の「橈」とは何か

橈骨《とうこつ》というのは、前腕（肘と手首の間）にある二本の骨のうち、親指側にある骨のことだ。小指側のほうの骨は尺骨と呼ぶ。この「橈」という字は見慣れないと思う。医学用語でもこの「橈骨」に関連する用語以外にこの字は使わない。不撓不屈《ふとうふくつ》という四字熟語に使われる「撓」に似ているが、偏が違う。試しに「橈」を漢和辞典でひくと、「ドウ」、「ジョウ」といった読みはあるが、「トウ」はない。この「トウ」は、似ている「撓」から類推した慣用音とされる。「橈」「撓」に共通する意味として、「たわむ」という意味があり、そこから、橈骨は「撓《たわ》んだ形に由来する」という説明がされることがあるのだが、これは誤りだ。なぜなら、翻訳した人が船の楫《かい》だと説明しており、「橈」の字にちゃんとその意味があるからだ。ただ、ここには一つ謎がある。オランダ語を素直に訳しても「楫《かい》」とはならないのだ。翻訳の時代を追体験しながらその謎を追ってみる。

「橈」をたわむ意味だと解釈すること自体は間違っていない。「橈」を漢和辞典でひくと、「たわむ」という意味が書いてあるのだ。橈骨の「橈」がその意味だと考えてしまいやすい要因として、杉田玄白らによる『解体新書』で、現代の尺骨を「撓臂骨《どうひこつ》」、橈骨を「直臂骨」と翻訳していたということがある。ここの「撓」（「橈」ではない）は「直」と対比される存在で、まっすぐに対する「たわんでいる」状態を表している。「臂」は前腕を指す。そのため尺骨とは、前腕にある撓んだ骨ということになるのだ。ややこしいが、橈骨は前腕にあるまっすぐの骨ということになる。つまり当時の認識として橈骨はたわんでいないのだ。

「橈骨」と訳したのは、『重訂解体新書』を著した大槻玄沢だった。一七九八年の稿本の時点で「橈骨」という名前が見える。一八二六年の刊本には「翻訳新定名義解」という用語集が付属していて、そこに「橈骨」の解説がある。

　橈骨　斯茢吉《スペーキ》・蓁牒冷蘭《ベーンデレン》　按ズルニ斯茢吉ハ檝橈《カイ》ノ類ナリ。蓋シ其ノ状相似タルヲ以テ名ク。故ニ橈〈音饒〉字ヲ仮ル。（筆者書き下し）

ここで「檝橈」という言葉が出てきた。「檝」は「楫」と同じで船の「かい」のことだ。「橈」は『康熙字典』を見ると、『集韻』などの韻書をひいて「音饒《じょう》。楫也。」とあって、大槻玄沢はこの意味で使っていることがわかる。ちなみに「橈」の字には「たわむ」という意味もあった。手へんと木へんは手書きで書くと似たようなものになりやすい（柏手と拍手のように）。

次に「斯茢吉」に注目する。これはオランダ語Speek（あるいはSpaak）の発音を漢字で表現したものだ。当時の蘭和辞典を見てみると、稲村三伯（海上随鷗）らによる『ハルマ和解』では、Speekに「棒」「輻《や》」、Spaakに「棒」とあり、『和蘭字彙』では、Speekに「木梃」「輻」、Spaakに「木梃」とある。現代でもスポークというと、車輪の軸と輪をつなぐ棒、「輻」であることから、これらの蘭和辞典は間違っていないように思う。しかしここに肝心の「かい」の意味がない。医史学者の小川鼎三氏は「マーリン」「ハルマ」といった辞書との関連を推測している。この辞書はそれぞれマーリンやハルマによる蘭仏辞典のことで、大槻玄沢の当時には日本へもたらされて参考にされていたものであり、ハルマのものは、先ほど挙げた『ハルマ和解』のもととなった辞書である。大槻玄沢による蘭学の入門書『蘭学階梯』のなかで、わからない言葉が出たときに、この二冊を調べ、その解説文から語の意味を推測する、ということが書いてあるので、小川氏はこの二冊があやしいと考えたのだろう。ただ小川氏が実際に調べたのかどうか、文章がそこで終わっていてわからない。

この二冊の蘭仏辞典の内容を見てみた。筆者とて当時のオランダ語を間違いなく読めるという自信はないが、各辞書の解説文を読んでみると、ハルマの方にはSpaakの項に、てこについての説明があり、そこから「木梃」という訳語がついたのが納得できる。そしてマーリンの方には、Spaakの項に船の錨を巻き上げる機械を回転させるための棒という解説があった。このうち「船」「回転」「棒」の単語だけ拾って、Spaakの意味を推測したために、大槻玄沢は「かい」という解釈をしてしまったのではないかと筆者は考えている。『重訂解体新書』本文に戻ると「檝橈ノ類」と書いてあり、「檝橈」そのものだといっていないあたり、少し自信がないようにも見える。

大槻玄沢が、これら蘭仏辞典以外のところから「かい」という意味にたどり着いた可能性もあるが、いずれにしても、当時の意味からはずれた訳になってしまっていた、と思う。しかしこの、意味が外れた「橈骨」という言葉は、現代にいたるまで使用され続けている。

さて、この「橈骨」の「トウ」の読みはいつごろ出てきたのだろうか。大槻玄沢は「鐃（ジョウ）」という読みであることを明記していた。しかし明治時代の『解剖摘要』という解剖学書には「キョウ」の読みがながある。これは「蕘」「暁」の「ギョウ」の音読みからの類推だろう。当時の雑誌からは「ギョウ」ではなく「トウ」と読むべきという意見があり、この時点で「ジョウ」の読みは忘れられていたのかもしれない。一九一〇年の『和羅独英新医学辞典』には「トウ」のところに配列されており、明治時代には「トウ」の読みがすでに定着していたのだろう。しかし、初めに見たように「トウ」という読みは「撓（トウ）」からの類推と思われるので、不思議な変遷を遂げていることになる。

オランダ語解剖学書からの翻訳、翻訳語から現代まで二段階で微妙に変化しても、変わらず使われ続けているこの「橈」の生命力はなかなかのものだ。

十三、ペストの謎

新型コロナウイルスの感染が世間を騒がしているが、一二〇年ほど前には、ペストの流行が世間で話題になっていた。ペストというと、黒死病という別名を知っている方もいるかもしれないが、「癙」という字があてられることがあったようだ。一九一七年に発行された漢字辞典『大字典』には、「癙」という字に「我国にては黒死病のこと。鼠によって伝播せらるる故にいふ」という記載がある。「癙」を『大漢和辞典』で引くと、㊀気やみ。うれえふさぐ病。㊁穴のできるできもの、という二つの意味のほかに、日本の用法として「ペスト」を載せている。これが一体なにものなのか、探ってみる。

ペストの流行は中世のヨーロッパが有名であるが、近代アジアに関していうと、十九世紀後半、中国の雲南省や広東省のあたりから始まった。地方志には「鼠疫《そえき》」が発生しているといい、一八九一年にはペスト専門書『鼠疫彙編《そえきいへん》』が著された。「鼠疫」という名前には、鼠がまず倒れることが含意されている。ペストとは、ペスト菌を有するノミ（蚤）がネズミなどに寄生していて、これらを媒介にヒトにも感染するものなのだが、ネズミの死がセットであることを当時の中国人は経験的に知っていたということになる。ほかに、鄭肖厳《ていしょうげん》『鼠疫約編』（一九〇一）、余徳壎《よとくけん》『鼠疫抉微《けつび》』（一九一〇）といった書籍も出たが、これらは西洋医学ではなく中医学の観点から書かれたものだった。

ペストが日本にも広く知られることになったきっかけは一八九四年の香港での流行だ。イェルサン、北里柴三郎がそれぞれペスト菌を発見し、消毒やネズミの駆除といった対策が講じられるようになった。このニュースが伝えられると、ペストに関する医学書や記載が日本語文献に数多く登場するようになった。もっとも、アジアでの流行前にも欧米ではペストの名前はあったので訳語としては存在しており、古くは小野寺将順『済生一方』（一八五六）の「百斯杜」をはじめ、「ペスト」「百斯篤」と書かれていた。そして香港で流行した一八九四年から「黒死病」という用語が登場するようになった。これはドイツ語 Schwarzer Tod の訳語だろう。日本ではこの「黒死病」や従前の「ペスト」「百斯篤」の用語が多く用いられ、「鼠疫」はあまり使われなかった。一八九九年の田淵秀幸『百斯篤病論』によると、各国の名称として中国では「痒子《ようし》」「癧子《れきし》」「瘟疫《うんえき》ノ一部ナル疙瘩《ぎっとう》瘟《うん》」、台湾では「鼠疫」「斃鼠疫《へいそえき》」が挙げられており、あくまでもネズミのつく病名は他国での名称といった雰囲気がある。

そんな中、「癙」の字は、一九〇三年一月十六日の東京朝日新聞の朝刊のペスト彙報という欄にひっそりと現れた。「ペストの新字」というタイトルで、こうある。

　ペストは漢字にて瘟疫又は鼠疫と称する由北里博士等研究したるが此度疒の中に鼠字を加ふる事となしたる由なれど活字は未だ出来申さねば茲《ここ》に用ひ難し。

同日の東京日日新聞の朝刊は、微妙に異なっている。タイトルは「鼠病」。

ペストは漢字にて瘟疫又は鼠疫と称する由北里博士等研究したるが此度鼠病と訳することとし既に活字等をも出来し爾今刀圭社会にては此字を用ゆることとなりたり。

北里博士とは北里柴三郎のこと、刀圭とは医師の別称だ。

後者の東京日日新聞の記述は少し変だ。「鼠病」と訳すのであれば、わざわざ活字を用意することはない。ということは、前者の東京朝日新聞のいう「癙」のほうが信用でき、東京日日新聞は「鼠にやまいだれ」を聞き間違えるなどして誤解したのではなかろうか。

これには、さまざまな疑問がわく。だれが決めたのだろうか。新聞によると、医学界でそういうことになったというが、当時の医学雑誌、医学系新聞を見ても、だれかが決めたような話は載っていない。一九〇三年一月前後でそもそもペストの訳語をどうするかという話題自体がないのだ。しかも一九〇三年時点やそれ以降は「ペスト」表記が主流となり、「癙」は表だって使われていない。両新聞で言及されている北里柴三郎が怪しいとも思うが、新聞記事の十日後、一九〇三年一月二六日に北里は「『ペスト』病予防撲滅に関する建議」を東京府知事などに提出しており、「ペスト」という言葉を使っている。「癙」は誰が決めたことなのか見えてこないのだ。少し脱線すると、この建議には、交通の遮断、消毒所や隔離所の設置、ペスト病院の整備などが提案されていて、コロナ禍の中で原稿を書いている身からすると、百年前も対策の基本は変わらないことにおもしろみを感じている。

もう一つの疑問は、ここにきて「鼠」を要素に含む字を使おうとしたのはなぜなのか、だ。これは社会背景をみると、わかるように思う。ペストは日本にも上陸した。一八九九年に大阪や神戸などで感染者が発生し、東京ではネズミの駆除やネズミの買い取りが行われた。北里の建議にも捕鼠器の貸与や殺鼠薬の配布などが盛り込まれている。市民にとってもネズミに注目が集まっていたことは想像できる。一九〇三年一月は東京でも感染者があり、ロシアは東京をペスト感染地域と認定し、治療に従事した医師が殉職し、新聞は連日ペストの動向を報道していた。緊迫した状況がうかがえる。つまり、これまで「鼠」のつく病名があまり使われていなかったのに、ここにきて「鼠」のつく病名が提案されたのは、ネズミに関心が向いてきていたからと推測できる。ただ、そうであれば「鼠疫」を使えばよく、「癙」を提案した理由は説明できないうえ、「鼠疫」という言葉も広まらなかったのが不思議である。

では、これは新聞の誤報かというと、実際「癙」が使われることもあったようだ。一九〇三年三月の大日本私立衛生会雑誌を見ると、このようにある。

●瘟字に就て

「ペスト」流行以来該病を黒死病と書し或は百斯篤と書せしが頃は瘟字を以てするに至りしを見て世人は新らしき文字の作為せられたるかの疑を為すものあれど今康煕字典を按ずるに曰く、〈中略〉云々と以て新作の字にあらざるを知るべし。

微生物名に造字を含めた難解な用語を造った松下禎二は『文字のいろいろ』（一九二〇）の中で「瘟」について、「憂鬱病ノ意ナルモ現今之ヲぺすと病ニ通用ス」と書いており、他に、『経国美談』の著者などで知られる矢野《やの》龍渓《りゅうけい》の一九〇五年の随筆中にも、「瘟」字について、「疒の中に鼠の字を入れて、『ペスト』と為すも亦た妙なり、但し字画の多きを憾む」と書かれている。矢野のいうとおり、手書きで「瘟」と書くよりも、「ペスト」と書く方が圧倒的に楽である。矢野は当時の新聞を見ていたのかもしれないが、医学分野以外にも「瘟」が知られていたことを示すものといえる。一方で、漢字研究者の竹澤雅文氏によると、読売新聞記者の町田源太郎による一九〇六年の『滑稽日本史』という本の中で、戯れに新字を造った中に「瘟《ぺすと》」がある。この場合は、町田は新たに造ったという認識なので、「瘟」がそれまでに多少なりとも使われていたことを逆に知らなかったということになる。つまり、知らなくても同じ発想に至るくらいに、ネズミとペストとは強く連想されるものだということだ。

この字の用例は日本だけでなく、中国にもみられた。譚其濂《たんきれん》によるその名も『瘟疫』という本だ。台湾国家図書館蔵の第三版（一九一八）によると、ペストには「黒死病」「怕士篤士病」「核子瘟」そして「瘟疫」などの名称があり、このうち詩経の「瘟」（憂える意味）を挙げて、「瘟疫」を選んだという。先に述べたように中国では「鼠疫」という用語が使われていたのだが、なぜかここでは「瘟疫」となっている。意図があるのかもしれないが、そうでなくとも、「疫」のやまいだれが前の「鼠」にかかって「瘟」となるような現象が起きていたとも考えられる。「瘟」のペストの意味は国訓とする『大字典』の「瘟」の項にも「瘟疫」という熟語が載っていることから、日中でこの熟語が使われることがあったのだろう。

日本では一九二〇年代以降、「ペスト」というカタカナ表記ばかりがみられるようになり、中国では現在に至るまで「鼠疫」と称される。李玉尚氏は中国各地の「ペスト」の呼称を調査しているが、そこに「瘟疫」はなかった。

「瘟」は、活字を用意しないと出版物に登場しにくいこともあって、決してペストの表記の主流となることはなかった。散発的に出現したこれら「瘟」もしくは「瘟疫」でペストを表す表記は、誰かの独創が広まったというよりも、当時の状況からみるとそれぞれ別個に思いついたり、偶然できてしまったりしたものと考えた方がしっくりくるように思う。

あとがき

新型コロナウイルスの流行により、世間でもいやおうなしに医学用語を目にすることが増えた。ＰＣＲ、ｍＲＮＡといったアルファベット用語、ブースター接種、クラスターなどのカタカナ用語は、見慣れないことばなので、意味がわかりにくいだろう。加えて、清潔、軽症といった漢字で表された用語は、漢字なので理解できそうに思うのだが、医学的な定義がちゃんとあって、一般にイメージする意味と異なっているために、これまたわかりにくい。コロナに限らずとも、医療関係者ではない人々にとって、そもそも医学用語というのはわからないことだらけの不思議なものだ。

医療関係者であっても、医学的なことを学ぶにあたって、医学用語という壁は厚い。一般の方が不思議に思うところを乗り越えて、仕事で使うレベルで身につけなければならないからだ。ただ、学びながら不思議だと思うことはあっても、膨大な知識を詰め込みながらその謎を解決しようとする余裕はなく、いったん身に付けた後は、それまで不思議に思っていた用語を繰り返し使ううちに、それが日常になってしまい、不思議だと思わなくなってしまう。

いざ、医学用語の不思議に立ち向かおうと思うと、用語の背景にある、日本語や漢字、はてはドイツ語、オランダ語といった医学用語の元となった言語の知識、医学そのものやその歴史の知識などが必要になる。このハードルが意外と高い。そのためか、医学用語の歴史に関する本というとラテン語などの語源をターゲットにするものがメインで、日本語を扱うものは少数だった。筆者とて、背景知識に精通しているとはとても言えないが、強い興味と勢いでこの不思議に立ち向かってみている。

筆者は、医療関係者であるが、幼少期から何よりも漢字が好きだ。漢字が好きといってもいろいろあるが、難読漢字や検定試験にはさほど関心は強くなく、やはり見慣れない漢字を見たときのわくわく感というのが大きかった。見慣れない漢字は歴史上どこかの時点で作り出されたわけで、漢字を作る人が存在したということになる。どんな人が何を思ってどうやってどんな漢字をつくるのか、疑問が膨らんだ。日本には国字つまり日本製漢字というものがあり、なかには地名などで限られた地域のみで使われる字もある。こうしたものは範囲が限られるので使われ方などを調べるハードルは低い。こうしたところから漢字という沼にどんどん飲み込まれていった。

職業として医療関係者への道に進むと、漢字にまつわる疑問は数多く出てきた。なぜこんな難しい字なのか、この字は誰が使い始めたのか、この用語の読みの「正解」は何なのか、この用語をこう読むのはどうしてなのか、などなど。周囲に聞いてもあまり気にしていない。教員に聞いても解決しない。本を読んでも書いていない。解決しようと思ったら自分でやるしかない。そこで文学部の講義を聴きながら、見よう見まねで調査方法を覚え、試行錯誤をしながら、不思議を一つでも紐解こうとしてきた。そうしてできたのがこの本である。

第二章では、現代には残らない、滅びてしまった不思議な用語たちを取り上げた。だれがどのように漢字を作るのかという筆者の関心が中心にある。医学用語を表そうとして漢字と格闘した先人たちは、漢字を再利用したり新しく字を造ったりして自分が納得できる用語を模索した。眼科医たちは、医学用語にとどまらず、漢字そのものについて根本から考察していた。こうした漢字の表現力の可能性と限界をさぐる試みは、単なる物好きと片付けてしまうには惜しく、貴重な営為であると思う。

第三章では、「楔」の読みや「膣」「腟」の差など、現代の医学用語にまつわる不思議を取り上げた。現代といっても、生い立ちをたどるために過去の話ばかりをしていたものもあるが、生み出され淘汰されてきた用語たちの歴史的な経緯をたどっていくと、どれもそれなりの事情があることがわかるものだった。これらは筆者が実際に医学を学びながら感じた疑問が出発点になっているものが多い。ただ、お読みになったらわかるように、調べてみても、はっきりと解決するものばかりではなかった。単純に筆者の力不足もあるが、用語が変化するときに、「わたしがやりました」と宣言してくれる人が少ないのと、これだけ資料へのアクセスがしやすくなった現代でも、調べきれない資料がまだまだ多いということも要因としてあるだろう。

本書で紹介できた不思議は氷山の一角で、まだ調査に着手できていない不思議、調べても資料不足などで未解決である不思議が山のようにある。その不思議をひもとく試みを今後も続けていきたい。

本書は大修館書店のＷＥＢサイト「漢字文化資料館」の連載記事として二〇一九年八月から二〇二一年八月まで掲載されたものに、加筆修正を行ったものである。特に第一章は書籍にするにあたって書き下ろした。本書の始まりは、大修館書店の佐藤悠氏から、在野研究者としておそるおそる学会発表をしていた筆者に対して、連載のお声がけをくださったところにある。連載を書くために不思議を掘り下げることで、調査が一気に進んだのは事実であり、連載がなければ、不思議は不思議のままままだ眠っていたかもしれない。連載から書籍にまとめるまで、一貫して携わってくださり、心より感謝申し上げたい。

二〇二二年二月

西嶋　佑太郎

【参考文献一覧】

・本書を執筆するにあたって参照した書籍を挙げた
・項目タイトルの後にある○囲み番号はウェブ連載の回数を示す

はじめに

〔医学用語の難しさ〕①

香川靖雄「医師の書けない用語、解らない用語」(『医学教育』二六(二)) 一九九五
木村邦彦「解剖学用語のよみかた」(解剖学雑誌三六(六)) 一九六一
橋本美香ら「医療系大学生における医学用語の読みの力に関する調査」(『川崎医学会誌一般教養篇』三五) 二〇〇九

〔同音の漢字による書き換え〕②

『医学用語集　第一次選定』 一九四四
『国語の愛護』(一) 一九三四
澤井直、坂井建雄「昭和初期解剖学用語の改良と国語運動」(『日本医史学雑誌』五六(一)) 二〇一〇

第一章 漢字を使った医学用語の略史

○漢方医学用語

〔中国の医学用語〕

陳増岳『漢語中医詞彙史研究』 曁南大学出版社 二〇一七
富士川游「癌ノ歴史」(『癌』一(二)) 一九〇九

〔医学用語辞典のはじまり〕
小曾戸洋　『中国医学古典と日本―書誌と伝承―』　塙書房　一九九六
島田勇雄　「中世末・近世初期の医学書・本草書に見られる「一字銘」について」（『神戸大学文学部紀要』二）　一九七三
永嶋泰玄、岩田源太郎、大井康敬　「『病論俗解集』について」（『日本医史学雑誌』五三（一））　二〇〇七
永嶋泰玄、岩田源太郎、大井康敬、杉浦雄　「江戸前期の医学辞典における収録病證の変遷」（（大会抄録）『日本医史学雑誌』五四（二））　二〇〇八
福田安典　『医学書のなかの「文学」』　笠間書院　二〇一六
米谷隆史　「延宝期より元禄期までの画引字書について」（『熊本県立大学国文研究』五三）　二〇〇八
〔考証学派による用語の考察〕
加畑聡子　「江戸時代の経穴学にみる考証と折衷―小坂元祐と山崎宗運を事例に」（町泉寿郎編『講座近代日本と漢学　第三巻漢学と医学』）　戎光祥出版　二〇二〇
小曾戸洋　『新版漢方の歴史　中国・日本の伝統医学』　大修館書店　二〇一四
竹内尚　「『病名纂』について」（大会抄録）（『日本医史学雑誌』五九（二））　二〇一三
長野仁　「臨床漢方病証学叢書解題」（『臨床漢方病証学叢書』第一冊）　オリエント出版社　一九九五
○西洋医学の翻訳
〔西洋医学の流入初期〕
計良吉則、酒井シヅ　「『阿蘭陀経絡筋脈臓腑図解』の翻訳書としての不完全さ―訳出されなかった語の視点から―」（『日本医史学雑誌』五八（一））　二〇一二

酒井シヅ、小川鼎三「『解体新書』出版以前の西洋医学の受容」(『日本学士院紀要』三五(三)) 一九七八
杉本つとむ『江戸時代蘭語学の成立とその展開Ⅰ 長崎通詞による蘭語の学習とその研究』早稲田大学出版部 一九七六

〔解体新書〕
荒川清秀『日中漢語の生成と交流・受容 漢語語基の意味と造語力』白帝社 二〇一八
大島明秀『蘭学の九州』弦書房 二〇二二
大城孟『解体新書の謎』ライフ・サイエンス 二〇一〇
吉野政治『蘭書訳述語攷叢』和泉書院 二〇一五

〔医学用語を字で表す試み〕
沈国威「蘭学の訳語と新漢語の創出」(内田慶市、沈国威編『十九世紀中国語の諸相：周縁資料(欧米・日本・琉球・朝鮮)からのアプローチ』) 二〇〇七
沈国威「異文化受容における漢字の射程—日本の蘭学者と来華宣教師の場合」(『アジア文化交流研究』五) 二〇一〇
西嶋佑太郎「海上随鷗の造字法」(『日本漢字学会報』二) 二〇二〇
西嶋佑太郎「医学用語「腟」「膣」の発生と混用」(『医譚』(復刊)一一二) 二〇二〇
西嶋佑太郎「野呂天然の医学用語における漢字の「転用」について」(『日本漢字学会報』三) 二〇二一

〔直訳(音訳)に使われた漢字〕
石井公成「仏典漢訳と仏教漢文」(金文京編『漢字を使った文化はどう広がっていたのか 東アジアの漢字漢文文化圏』) 文学通信 二〇二一
沈国威「蘭学の訳語と新漢語の創出」(内田慶市、沈国威編『十九世紀中国語の諸相：周縁資料(欧米・日本・琉

球・朝鮮）からのアプローチ』）　二〇〇七
杉本つとむ「音訳語に使用の漢字表」（『江戸時代蘭語学の成立とその展開V　翻訳の方法に関する研究、資料・総索引』）　一九八二

〔バージョンアップされる用語〕

浅野敏彦「西洋医学思想の受け入れと漢字・漢語―『扶氏経験遺訓』を例に―」（『近代のなかの漢語』）　和泉書院　二〇一九

〔漢訳洋書の流入〕

許春艶「二種の全体新論訳解」（『北海道大学大学院文学研究科研究論集』一四）　二〇一四
許春艶「日本における『全体新論』医学用語の受容」（『北海道大学大学院文学研究科研究論集』一五）　二〇一六
杉本つとむ『江戸の阿蘭陀流医師』　早稲田大学出版部　二〇〇二
沈国威「中国の近代学術用語の創出と導入―文化交流の視点から―」（『文林』二九）　一九九五
陶恵寧「『重訂解体新書』所引の中国書籍の研究―『医学原始』と『物理小識』について―」（『日本医史学雑誌』四八（二））　二〇〇二
松本秀士「ホブソン（合信）にみる解剖学的語彙について」（『或問』一一）　二〇〇六
森岡健二『改訂近代語の成立―語彙編』　明治書院　一九九一

○明治時代

〔教科書と対訳辞典〕

阿知波五郎「明治初期の医学関係英語辞書の性格」（『英学史研究』一二）　一九七九
澤井直「医学教育における医学用語―用語の浸透と統一を中心に―」（『日本医学教育史』）　二〇一二

島田和幸　「明治期における医学書の動向」（『日本医学教育史』）　二〇一二
西嶋佑太郎　「日本語医学用語の読みの多様性と標準化：「楔」字を例に」（『漢字文化研究』五）　二〇一五

〔当時の医学用語の読み〕

高田耕安　「医語ニ関スル注意」（『中外医事新報』二九一）　一八九二
「鶏肋」（『岡山医学会雑誌』八七）　一八九七
「小葉子に告ぐ」（『岡山医学会雑誌』八九）　一八九七
「小葉子の反問に答ふ」（『岡山医学会雑誌』九一）　一八九七
「当世俗用医語字引」（『医談』一二）　一八九四

〔活字に現れる独自の用語〕

斎藤静　『日本語に及ぼしたオランダ語の影響』　篠崎書林　一九六七
関場不二彦　「歇爾尼亜を癩と訳すべし」（『中外医事新報』四三〇）　一八九八
西嶋佑太郎　「松下禎二の寄生虫和名と用字法」（『医譚』（復刊）一一三）　二〇二一
「悪性淋巴腺腫ニ砒石ヲ用ヒタル治験」（『東京医事新誌』三三九）　一八八三
「過落顛ノ丹毒ニ効アル説」（『医事新聞』五一）　一八八二
「耳病ニ哥囉顛ヲ用フル説」（『東京医事新誌』一一七）　一八八〇
「胼胝齟腫及ビ疣贅ノ療法」（『東京医事新誌』五四二）　一八八八

〔不統一な医学用語〕

久保猪之吉　「医学訳語の統一に就きて」（『医海時報』九二五）　一九一二
惓惓斎　「訳語の選定」（『中外医事新報』二八三）　一八九二
堤南夫　「医書ノ翻訳ニ就テ」（『東京医事新誌』六六〇）　一八九〇

古川栄「第六十九号撰定原語ニ訳名ヲ付ス」（『中外医事新報』七二）一八八三
三宅秀「「ノソロジー」及「ノソノミー」」（『中外医事新報』五一〇）一九〇一
「音訳に漢字を用ふる事」（『医談』一五）一八九四
「訳語撰定」（『中外医事新報』六九）一八八三

○大正から昭和初期

〔てにはドイツ語〕

笠原嘉『精神科における予診・初診・初期治療』星和書店　二〇〇七
松下禎二『免疫学講義』（『福音印刷』）一九〇八
安田敏朗『「てにはドイツ語」という問題　近代日本の医学とことば』三元社　二〇二一
「医育の現状は国辱の一典型である」（『日本医事新報』九二三号）一九四〇
「いわゆる「てにをは」ドイツ語の廃止に関する建議」（『国語運動』八（九））一九四四
「松下禎二博士よりの来翰」（『医海時報』一〇五七号）一九一四

〔国語愛護同盟と国語協会〕

遠藤織枝「昭和初期の医学用語改訂の実践　国語改革運動の一環として」（早稲田大学日本語学会編『早稲田大学日本語学会設立六〇周年記念論文集　第一冊　言葉のしくみ』）ひつじ書房　二〇二一
澤井直、坂井建雄「昭和初期解剖学用語の改良と国語運動」（『日本医史学雑誌』三六（一））二〇一〇
「医学用語を選ぶ方針」（『国語の愛護』三）一九三四

〔医学用語の統一運動〕

塩田広重「『虫垂炎』座談会に就て」（『日本医事新報』八九五）一九三九

「虫様突起炎を虫垂炎と改め用ゐよ」(『日本医事新報』八七九) 一九三九
〔医学用語の簡略化〕
木下正中 「医学用語の第一次選定をおえて」(『カナノヒカリ』二八一) 一九四五
名古屋医科大学ローマ字会編 『医学の術語の「言葉直ほし」の試み』 一九三四
西嶋佑太郎 「人体の部位と病気の名前」(『日本語学』四〇(三)) 二〇二一
「医学用語の簡易化着々実現せらる」(『日本医事新報』九六五) 一九四一
〔清朝末期〜中華民国時代の医学用語〕
温昌斌 『民国科技訳名統一工作与理論』 商務印書館 二〇一一
沈国威編 『『新爾雅』とその語彙』 白帝社 一九九五
沈国威 「近代における漢字学術用語の生成と交流 医学用語編(一)」(『文林』三〇) 一九九六
沈国威 「異文化受容における漢字の射程-日本の蘭学者と来華宣教師の場合」(『アジア文化交流研究』五) 二〇一〇
曺貞恩 『近代中国のプロテスタント医療伝道』 研文出版 二〇二〇
陳力衛 「英華辞典と英和辞典との相互影響:二〇世紀以降の英和辞書による中国語への語彙浸透を中心に」(Juncture:超域的日本文化研究三) 二〇一二
廣瀬渉 「中華民国の『医学名詞彙編』を見て」(『医学ペン』五(一〇)) 一九四〇
「日華医学用語共通を語る夕」(『日本医事新報』八五八) 一九三九

〇戦後から現代

〔医学用語辞典の改訂〕

青戸邦夫「戦後半世紀の学術用語標準化の歩み」(『学術月報』四八(四)) 一九九五

西嶋佑太郎「日本語医学用語の読みの多様性と標準化:「楔」字を例に」(『漢字文化研究』五) 二〇一五

「『医学用語辞典』刊行まで」(『日本医師会雑誌』七五(三)) 一九七六

〔現在の医学用語〕

西嶋佑太郎「人体の部位と病気の名前」(『日本語学』四〇(三)) 二〇二一

第二章　先人たちの試行錯誤

〔一、生薬を一字で表す方法〕⑧

遠藤次郎、中村輝子「村上家薬箱の一字薬名の検討」(『中津市歴史民俗資料館村上医家資料館資料叢書四』) 二〇〇七

岡部裕彦「幕末漢方医の一字銘」(『和漢薬』三七五) 一九八四

島田勇雄「中世末・近世初期の医学書・本草書に見られる「一字銘」について」(『神戸大学文学部紀要』二) 一九七三

〔二、田代三喜の奇妙な生薬名〕⑨

桜井謙介「三帰と道三　曲直瀬流医学の形成」(山田慶兒、栗山茂久編『歴史の中の病と医学』) 思文閣出版 一九九七

佐藤貴裕「医家・田代三喜の造字―付、京都大学富士川文庫本『百一味作字』影印―」(『国語文字史の研究九』) 和泉書院 二〇〇六

佐藤貴裕　「田代三喜作字資料『三帰一流』影印」（『岐阜大学国語国文学』三四）　二〇〇八
鈴木達彦　「曲直瀬道三の医学の再検討」（武田科学振興財団杏雨書屋編『曲直瀬道三と近世日本医療社会』）　武田科学振興財団　二〇一五

〔三、文字も独特な安藤昌益〕⑩

『自然真営道』私制字書巻（『安藤昌益全集』第二巻）　農山漁村文化協会　一九八四
『自然真営道』私制韻鏡巻（『安藤昌益全集』第五巻）　農山漁村文化協会　一九八四
『統道真伝』人倫巻（『安藤昌益全集』第一〇巻）　農山漁村文化協会　一九八五
『禽獣草木虫魚性弁』（『安藤昌益全集』第一六巻下）　農山漁村文化協会　一九八六
石渡博明　『安藤昌益の世界　独創的思想はいかに生れたか』　草思社　二〇〇七
笹原宏之　「安藤昌益の個人文字―『私制字書』における国字―」（『国字の位相と展開』）　三省堂　二〇〇七
山崎庸男　「十八世紀後半の医学界と安藤昌益」（『史学雑誌』九三（一））　一九八四

〔四、漢字を再利用した大槻玄沢〕⑭

沈国威　「蘭学の訳語と新漢語の創出」（内田慶市、沈国威編『十九世紀中国語の諸相：周縁資料（欧米・日本・琉球・朝鮮）からのアプローチ』）　二〇〇七
杉本つとむ　「蘭学の推進と蘭語学習の指導」（『江戸時代蘭語学の成立とその展開』第Ⅳ部）　早稲田大学出版部　一九八一
張哲嘉　「《重訂解体新書》訳詞的改訂与方法」（鈴木貞美、劉建輝編『東アジアにおける知的交流：キイ・コンセプトの再検討』）　国際日本文化研究センター　二〇一三

〔五、漢字の再利用にこだわった野呂天然〕⑮

阿知波五郎　「野呂天然について」（『医譚』四〇）　一九六一

杉本つとむ「野呂天然」(『江戸時代蘭語学の成立とその展開』第Ⅳ部) 早稲田大学出版部 一九八一
西嶋佑太郎「野呂天然の医学用語における漢字の「転用」について」(『日本漢字学会報』三) 二〇二一
〔六、体系的に字を造ろうとした海上随鷗〕⑯
笹原宏之『国字の位相と展開』三省堂 二〇〇七
杉本つとむ「稲村三伯(海上随鷗)」(『江戸時代蘭語学の成立とその展開』第Ⅳ部) 早稲田大学出版部 一九八一
西嶋佑太郎「海上随鷗の造字法」『日本漢字学会報』二 二〇二〇
〔七、海上随鷗のアイディア造字〕⑰
西嶋佑太郎「海上随鷗の造字法」『日本漢字学会報』二 二〇二〇
〔八、漢蘭折衷の医師たちが使った用語の漢字〕
青木歳幸『江戸時代の医学 名医たちの三〇〇年』吉川弘文館 二〇一二
小川鼎三「明治前日本解剖学史」(『明治前日本医学史』増訂復刻版第一巻) 一九七八
井上清恒「漢蘭折衷医学の試み(三谷樸の「臓腑真写・解体発蒙」考)」(『昭和医学会雑誌』三二(七)) 一九七二
笹原宏之『国字の位相と展開』三省堂 二〇〇七
〔九、中国でも行われた医学用語の造字〕⑱
沈国威編著『「新爾雅」とその語彙』白帝社 一九九五
沈国威「西方新概念的容受与造新字為訳詞」(『浙江大学学報(人文社会科学版)』四〇(一)) 二〇一〇
曺貞恩『近代中国のプロテスタント医療伝道』研文出版 二〇二〇
〔十、微生物学名と造字〕⑪
緒方知三郎、緒方富雄「寄生虫(蠕虫類)の和名並に学名の発音転写に関する一提案(附、その実例)」(『医事新聞』一二三〇) 一九二八

西嶋佑太郎　「松下禎二の寄生虫和名と用字法」(『医譚』(復刊)一一三)　二〇二一
飛田良文　『国字の字典』　東京堂出版　一九九〇
松下禎二　『寄生物性病論　補遺』　福音印刷　一九一二
松下禎二　『文字のいろいろ』　福音印刷　一九二〇
『関西杏林名家集』　衛生新聞社　一九一一

〔十一、**モルモットと海豚と海猽**〕⑫

HI生　「海豚か天竺鼠か」(『動物学雑誌』二七五)　一九一一
緒方富雄　「モルモットのはなし」(『科学とともに』)　東京出版　一九四五
緒方正規　「『ペスト』病研究復命書」(『順天堂医学』二五〇)　一八九七
荘司秋白　「モルモット疑義附鵜文字の事」(『日本医事新報』一一一八)　一九二六
原栄　「海猽ニ於ケル吸入結核ノ疑義ニ対スル実験的批評ヨリ人類ニ於ケル飛沫伝染ノ日常的危険ノ意義ニ及ブ」(『中外医事新報』七七三)　一九一二
松下禎二　「びーる中に於いて発見せる醸病性桿状菌に就きて」(『衛生学及細菌学時報』一)　一九〇四
松下禎二　『免疫学講義』　福音印刷　一九〇八

〔十二、**近視と漢字の簡略化**〕㉓

相部久美子ら　「狩野亨吉と大西克知―生誕一五〇周年記念活動報告―」(『九州大学附属図書館研究開発室年報』二〇一五/二〇一六)　二〇一六
大西克知　『学生近視ノ一予防策』　大西眼科医院　一八九七
大西克知　「略字ノ標準」(『日本眼科学会雑誌』二八(一一))　一九二四
大西克知　「漢字ノ減劃ニ就テ」(『日本眼科学会雑誌』二九(一〇))　一九二五

大西克知「文字談片」（『日本眼科学会雑誌』二九（一一））一九二五
大西克知「国字問題」（『日本眼科学会雑誌』三二（五））一九二八
ホワニシャン・アストギク「近代日本における眼科学者の国字研究」（『社会言語学』一四）二〇一四
日本学校保健会編『学校保健百年史』第一法規出版　一九七三
日本眼科学会百周年記念誌編纂委員会編『日本眼科学会百周年記念誌』（第一巻）一九九七
文化庁編『国語施策百年史』ぎょうせい　二〇〇六

〔十三、**眼科医の間で議論された漢字**〕㉔

小口忠太「漢字（活字）ト視力ニ対スル研究」（『日本眼科学会雑誌』二四（九））一九二〇
小口忠太「眼科デ研究シタ国字問題」（『カナノヒカリ』八九）一九二九
加藤謙「眼科用語の選定について⑵」（『眼科』一〇（二））一九六八
加藤謙『眼科用語とその解説』金原出版　一九七八
倉石武四郎『漢字の運命』岩波書店　一九五二
桑田芳蔵「活字の可読性に関する実験的研究」（『心理研究』二〇（一一六））一九二一
河本重次郎「眼より見たる羅馬字と漢字」（『文士宝典』）一九〇八
佐藤勉「国字と眼科学者の研究」（『漢字と日本の将来』）一九四五
安田敏朗『漢字廃止の思想史』平凡社　二〇一六
矢作勝美「和文活字の可読性研究の系譜―その成果と今後の課題―」（『出版研究』三）一九七二
山中孝彦、八木精一「目ト漢字」（『衛生学及細菌学時報』四）一九一〇
弓削経一「ボゥスイノダイナミックス⑴」（『臨床眼科』一五（五））一九六一
弓削経一『斜視および弱視』南山堂　一九六三

弓削経一「医学と言葉の問題」(『臨床眼科』二〇(六)) 一九六六
弓削経一「日本語医学用語の将来」(『眼科』一〇(八)) 一九六八
弓削経一『蛙日記―弓削経一著作集』 つむぎ出版 一九八八
「『眼科用語集』の解説」(『日本眼科学会雑誌』一〇三(一一)) 一九九九
「宿題『国字ニ関スル眼科学的研究』講演録」(『日本眼科学会雑誌』三二(五)) 一九二八

〔十四、石原忍と新国字〕㉕

相沢長徳「石原先生と国字問題」(石津寛編『石原先生』) 牛山堂書店 一九三二
石原忍「横書き片仮名文字に就きて」(『日本学校衛生』一三(一二)) 一九二五
石原忍「ヨコガキカタカナノ字体」(『カナノヒカリ』六三) 一九二七
石原忍「ローマ字国字論に対する私見」(『学士会月報』五七一) 一九三五
石原忍「新仮名文字について江口氏にお答する」(『学士会月報』五七四) 一九三五
石原忍「東眼式新仮名文字」(『国語運動』三(八)) 一九三九
石原忍「横がき仮名文字の研究」(『言語生活』二三) 一九五三
石原忍「近視の予防と文字の改革」(『臨床眼科』一一(三)) 一九五七
井上達二「微形学とローマ字つづり方」(『ことばの教育:ローマ字教育誌』一四(一)) 一九五二
今井直一「石原忍博士の「新しいカナ文字」について」(『印刷界』九五) 一九六一
江口喜一「ローマ字とカナ」(『学士会月報』五七三) 一九三五
片塩二朗「石原忍のあたらしい文字の会」(『印刷雑誌』七七(一〇)) 一九九四
白川初太郎『文字とことばをやさしくするために』 講談社出版サービスセンター 一九八〇
高橋明雄『うらぶる人―口語歌人鳴海要吉の生涯』 津軽書房 一九九三

田野良雄　「新国字について」（『あたらしい文字』六（三））　一九六二
田野良雄　「国字改良」（『眼科』五（三））　一九六三
安田敏朗　『漢字廃止の思想史』　平凡社　二〇一六
一新会　『石原忍先生の生涯』　一九八三
「近視の予防及び治療」（『日本眼科全書』第九巻第二冊）　金原出版　一九五三

第三章　現代医学用語の生い立ち

〔一、膵臓を表す文字の候補〕⑥

笹原宏之　『国字の位相と展開』　三省堂　二〇〇七
西嶋佑太郎　「遠西医範と西説医範の比較研究・続貂—造字について—」（『医譚』（復刊）一一四）　二〇二一
矢数道明　「日本に於ける膵臓の認識経過について」（『日本医事新報』一八九一）　一九六〇

〔二、「腺」を表す文字の候補〕⑬

笹原宏之　『国字の位相と展開』　三省堂　二〇〇七
沈国威　「異文化受容における漢字の射程—日本の蘭学者と来華宣教師の場合」（『アジア文化交流研究』五）　二〇一〇
中山沃　「宇田川榛斎の未刊訳本『新訳帝田内外治療書、ブランカールト内科書および解剖図説』」（『洋学資料による日本文化史の研究』三）　一九九〇
松本秀士　「中国における西洋解剖学の受容について—解剖学用語の変遷から」（『或問』一五）　二〇〇八

〔三、「膣」と「腟」はどのように使われ始めたか〕⑲

浅野敏彦　「西洋医学思想の受け入れと漢字・漢語—『扶氏経験遺訓』を例に—」（『近代のなかの漢語』）　和泉書院

二〇一九
杉本つとむ『漢字百珍―日本の異体字入門』八坂書房　二〇〇一
西嶋佑太郎「医学用語「膣」「膣」の発生と混用」（『医譚』（復刊）一一二）二〇二〇
府川充男『聚珍録　第一編「字体」』三省堂　二〇〇五
〔四、「膣」と「膣」はどちらが正しいのか〕⑳
陳力衛「近代中国語辞書の苦悩」（沈国威、内田慶市編著『環流する東アジアの近代新語訳語』）二〇一四
直井靖「表外漢字字体表試案の読み方試論」（小池和夫・府川充男ら『漢字問題と文字コード』）太田出版　一九九〇
西嶋佑太郎「医学用語「膣」「膣」の発生と混用」（『医譚』（復刊）一一二）二〇二〇
〔五、「癌」の不思議〕③
何華珍「〝癌〟字探源」（『辞書研究』一九九八年一期）一九九八
史有為「〝癌〟疑」（『詞庫建設通訊』一七）一九九八
中野操「癌という漢字について」（『日本医事新報』二二四八）一九六七
富士川游「癌ノ歴史」（『癌』一（二））一九〇九
矢島玄亮「国字考略　附国字一覧表稿」（『図書館学研究報告』六）一九七三
〔六、「癌」と「がん」は違う？〕④
『一般社団法人日本癌治療学会用語・ICD-11委員会用語集』二〇一三版
赤崎兼義『病理学総論』（改訂第四版）南山堂　一九六六
五十嵐義明「ガンセンターの設立計画をめぐって」（『厚生』一五（三））一九六〇
今井環『ガン』中外医学社　一九六三

緒方知三郎、緒方富雄　『癌腫の歴史』　永井書店　一九五三
武田勝男　『新病理学総論』　南山堂　一九七五
「「抗がん剤や放射線は毒」「断食とサプリでがんが治る」〝噂のヤバい医者〟を論破した東大医学部助教が明かす《インチキ医療を見破る四つのルール》」（文春オンライン（https://bunshun.jp/articles/-/51882））　長田昭二　二〇二二年二月十九日
日本新聞協会新聞用語懇談会編　『新聞用語言いかえ集』　日本新聞協会　一九五五
藤田浄秀　「がんと癌とで意味が異なるか―医学用語の混乱を憂える―」（『横浜医学』七二（四一））　二〇二一
藤田浄秀、座間正和　「がんと癌とで意味が異なるか―過去四十年間の学術書の文献的検討」（『横浜医学』七二（四））　二〇二一

〔七、ゆれる「腔」の読み〕⑤

国語施策情報　http://www.bunka.go.jp/kokugo_nihongo/sisaku/joho/joho/index.html　文化庁
吉田秀夫氏のブログ「腔の読み」http://yosihide.sakura.ne.jp/index.html
小川鼎三　『医学用語の起り』　東京書籍　一九九〇
鈴木重武　「発生学用語について」（『日本医事新報』九一七）　一九四一

〔八、「肉芽」を「ニクゲ」と読むのはなぜか〕

朱京偉　『近代日中新語の創出と交流　人文科学と自然科学の専門語を中心に』　白帝社　二〇〇三
笹原宏之　「『肉芽』と『粘稠』の読み方」（『日本医事新報』三九九五）　二〇〇〇

〔九、正解が定まらない「楔」〕⑦

西嶋佑太郎　「日本語医学用語の読みの多様性と標準化―「楔」字を例に―」（『漢字文化研究』五）　二〇一五

〔十、「鼠径」部のなりたち〕㉑
金棟、劉継民「〝鼠僕〟小考」(『中医文献雑誌』一九九七年第二期）一九九七
笹原宏之「鼠蹊の語源」(『日本医事新報』四三三一）二〇〇七
北条暉幸「解剖学教育における用語の検討(1)―脛と脜」(『産業医科大学雑誌』六(四))一九八四
『黄帝内経古注選集三 素問攷注三』オリエント出版社 一九八五
〔十一、三つ子、四つ子などの別名〕㉒
谷口虎年『双胎の研究：医学並びに生物学より観たる双胎の体質・疾病及遺伝』養賢堂 一九三五
堤南夫「医書ノ翻訳ニ就テ」(『東京医事新誌』六六〇）一八九〇
〔十二、「橈骨」の「橈」とは何か〕
小川鼎三『医学用語の起り』東京書籍 一九九〇
国分正一『整形外科 用語のいざない』金原出版 二〇一八
〔十三、ペストの謎〕
飯島渉『ペストと近代中国 衛生の「制度化」と社会受容』研文出版 二〇〇〇
王敏東、蘇仁亮「従『瘟疫』／『黒死病』到『鼠疫』―中日疾病名稱考源」(『或問』一一）二〇〇六
戸部健「近代中国におけるペスト・隔離・中医―天津の例を中心に―」(『歴史学研究』一〇一〇）二〇二〇
李玉尚「近代民衆和医生対鼠疫的観察与命名」(『中華医史雑誌』三二―三）二〇〇二

た

か

さ

索引

本索引は、本書に収録されている主要な人名、書名、事項等を五十音順に配列したものである。検索に便利なように、人名は[人]、書名は[書]、事項は[事]で示した。

［著者略歴］

西嶋佑太郎（にしじま　ゆうたろう）
1991年、愛知県生まれ。京都大学医学部医学科卒業。現在、京都府内で精神科医として勤務するかたわら、日本漢字学会、日本医史学会などに所属し研究活動を行う。著書に『医学用語の考え方、使い方』（中外医学社）。「日本語医学用語の読みの多様性と標準化 ―「楔」字を例に―」（『漢字文化研究』第5号）で第9回漢検漢字文化研究奨励賞最優秀賞および平成27年度京都大学総長賞を受賞。その他、「江戸時代に生まれた医学用語」（『漢文教室』205号）、「海上随鷗の造字法」（『日本漢字学会報』第2号）、「人体の部位と病気の名前」（『日本語学』第40巻3号）など。

〈あじあブックス〉
医学《いがく》をめぐる漢字《かんじ》の不思議《ふしぎ》

NDC811／xiv, 215p／19cm

初版第１刷――― 2022年９月10日

著者―――――西嶋佑太郎《にしじまゆうたろう》
発行者―――――鈴木一行
発行所―――――株式会社 大修館書店
〒113-8541 東京都文京区湯島2-1-1
電話03-3868-2651（販売部）　03-3868-2290（編集部）
振替00190-7-40504
［出版情報］ https://www.taishukan.co.jp

装丁者―――――井之上聖子
印刷所―――――壮光舎印刷
製本所―――――ブロケード

ISBN978-4-469-23321-6　Printed in Japan